Psycho-Anti-Aging

Hermann Meyer

Psycho-Anti-Aging

Der Schlüssel zur Verlängerung des eigenen Lebens

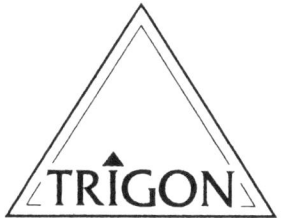

1. Auflage

© 2001 by   Trigon-Verlag, München
             Tel.: 089/2603959, Fax: 089/2603959

Umschlaggestaltung: Robert Süess, Atelier-Galerie, CH-6036 Dierikon
E-Mail: robert.sueess@bluewin.ch
Satz, Druck und Bindung: Ebner Ulm
Printed in Germany
ISBN 3-00-007308-6

Psycho-Anti-Aging

Der Schlüssel zur Verlängerung des eigenen Lebens

Inhaltsverzeichnis

Denkvoraussetzungen

Identitätsfindung

Energieräuber

Energiespender

Abwenden von Ursachen für vorzeitiges Ableben

Der Anti-Aging-Trainer

Die Chancen im neuen Jahrtausend

Vorwort

Fast jeder von uns hat ihn schon einmal geträumt: den Traum von einem langen, gesunden und glücklichen Leben.

Die Realität dagegen ist ernüchternd. Wem es – nicht zuletzt dank guter medizinischer Betreuung – tatsächlich gelingt, ein relativ hohes Alter zu erreichen, ist äußerst selten vital und voller Lebenslust, führt auch fast nie ein selbstständiges Leben in einer kongenialen Gemeinschaft, wo er geschätzt und respektiert wird. Über kurz oder lang geraten stattdessen die Alten unserer modernen Industriegesellschaft nach dem Ende ihres Berufslebens mehr oder weniger krank und einsam ins soziale Abseits.

Wer meint, mit dem Anspruch auf Rente stehe einem gleichzeitig quasi als Geburtsrecht ein wunderbarer, spannender und würdevoller Lebensabend zu, wird gewöhnlich schnell eines Besseren belehrt. Statt ein krönender Abschluss eines arbeitsreichen Lebens zu sein, ist dieser nicht selten von Depressionen, Langeweile und dem Gefühl der Wertlosigkeit geprägt. Dabei trifft es diejenigen, die zur Bestreitung ihres Lebensunterhalts allein auf ihre Rente angewiesen sind, besonders hart. Denn ausgerechnet, wenn man endlich Zeit in Hülle und Fülle hat, um all das tun zu können, wovon man zeitlebens geträumt hat, mangelt es einem am anderen Engpassfaktor, am Geld. Aber auch größere Ersparnisse sind keine Garantie, um im Alter primär die angenehmen Seiten des Lebens genießen zu können. Jedenfalls sind finanzielle Mittel kein ausreichender Ersatz für Phantasie oder Lebensperspektiven.

Im Allgemeinen ist es zwar nie zu spät, um die Weichen in Richtung Gesundheit und Erfüllung zu stellen, aber idealerweise sollten wir dies tun, solange es uns noch gut geht, also bevor uns die ersten »Wehwehchen« zu Kurskorrekturen auffordern. Doch wie geht das? Welche konkreten Maßnahmen sollten wir ergreifen? Was ist besser zu unterlassen?

In seinem jüngsten Werk gibt Hermann Meyer, der als langjähriges Vorstandsmitglied von IPSE über profunde Kenntnisse über den aktuellen Stand der psychosomatischen Forschung verfügt, originelle Antworten auf diese Fragen und erläutert seine neuen, manchmal provozierenden Thesen.

Nach seiner Überzeugung haben jene Menschen die besten Aussichten, physisch jung und fit zu bleiben, die zuallererst dafür Sorge tragen, ihr psychisches Energiepotential vor dem Zugriff so genannter Energieräuber zu schützen und dieses im Rahmen einer umfassenden Strategie so zu investieren, dass es ihnen selbst zugute kommt. Darüber hinaus geht es darum, neue psychische Energien zu generieren. Am effektivsten schafft man dies – so Meyer –, wenn man gemäß den Gesetzen des Lebens in Einklang mit seiner ureigenen Identität lebt. Wie man diese findet, wird in allen Einzelheiten beschrieben.

Angesichts der Bedeutung der Altersforschung für unsere Lebensqualität wäre zu überlegen, ob »Psycho Anti-Aging« nicht irgendwann Eingang in die Lehrpläne an unseren Schulen finden sollte.

Meyers Appell an seine Leserschaft: Wir haben keine Zeit zu verlieren, dem aktiven Schicksalsgestalter gehört die Zukunft!

München, im März 2001   Peter Schulz

Denkvoraussetzungen

»Psyche ist nicht alles,
aber ohne Psyche ist alles nichts.«

Anti-Aging und Psycho-Anti-Aging

Alles Gold und Geld dieser Welt nützen wenig, wenn man alt, krank und gebrechlich ist. Deshalb heißt die Devise im neuen Jahrtausend: Fit und gesund bis ins hohe Alter!

Hierfür gibt es inzwischen wertvolle medizinische Ratgeber. Was bisher zu kurz kam, sind Informationen auf der psychischen Ebene, die über das herkömmliche positive Denken hinausgehen.

»Psycho-Anti-Aging« füllt diese Lücke. Seelische und geistige Einflüsse auf den Körper können alt machen oder verjüngend wirken.

Hier einige Fragen, die man sich dazu stellen könnte: »Bin ich all diesen Einflüssen hilflos ausgeliefert? Muss ich mich überraschen lassen, ob das Schicksal Positives oder Negatives für mich bereithält? Kann ich die Einwirkungen auf mein Leben beeinflussen?«

Oder anders ausgedrückt: »Ist mein Schicksal nur Zufall?« »Psycho-Anti-Aging« zeigt auf, dass dem Schicksal Gesetzmäßigkeiten zugrunde liegen, die sich dem bewussten Erkennen entziehen, und wie man diese für sich nutzen und dadurch sein Schicksal selbst gestalten kann. Die Quintessenz lautet: Wer aufhört, wie ein Blatt im Wind zu sein, und stattdessen sein Leben und sein Schicksal selbst regelt, beugt damit Krankheit und frühem Tod vor. Nach dem Gesetz der Wiederkehr des Verdrängten kann in diesem Fall das eigene verdrängte und unerlöste Leben nicht wie ein Bumerang auf einen zurückkommen. Wer mit seinen Energien, die ihm von der Natur mitgegeben wurden, sorgsam und haushälterisch umgeht, sie hegt und pflegt und in konstruktive Bahnen lenkt, ist nicht mehr Opfer und Spielball fremder Mächte. Wenn sich jemand seiner eigenen Identität bewusst ist, wenn es ihm gelingt, innerhalb seines Persönlichkeitssystems taktisch und strategisch geschickt vorzugehen, um seine Ziele zu erreichen, ist es ihm möglich, seine Energien im freien Fluss zu halten.

Dies ist kein leichtes Unterfangen, denn wie aus dem ersten Teil des vorliegenden Buches hervorgeht, ist die Umwelt zunächst gar nicht so begeistert, wenn man einen solchen Weg geht. Im Gegenteil: Sie stellt sich meist gegen das Finden der eigenen Identität und damit gegen die Verwirklichung des wahren Selbst.

Im zweiten Teil werden wir sehen, wie innere und äußere Energieräuber geradezu darauf lauern, uns unsere Lebensenergie streitig zu machen, sie zu schwächen oder zu rauben. Wenn man hier nicht auf der Hut ist, bleibt man entfremdet, entwertet, entmutigt, entmachtet, entrechtet, entmündigt, kurzum entmenscht zurück. Man fühlt sich energetisch ausgesaugt und ausgelaugt, ohne Saft und Kraft. Deshalb ist es unbedingt notwendig, auf den eigenen Energiefluss zu achten.

Eine wichtige Frage in diesem Zusammenhang ist: »Was oder wer entzieht mir Energie?« Hier heißt es, die eigene Sensibilität zu schulen, um zum einen die feinen Nuancen bei einem Energieraub wahrnehmen und zum anderen auch die subtilsten Angriffe eines Energieräubers im Ansatz erkennen und angemessen darauf reagieren zu können.

Der dritte Teil des Buches gibt Auskunft auf die Fragen: »Was kann ich selbst tun, um mir neue Energiequellen zu erschließen?« und »Wer sind meine Energiespender?«

Im vierten Teil von »Psycho-Anti-Aging« geht es darum, die unbewussten Mechanismen, die das Leben verkürzen, zu Tage zu fördern sowie Wege aufzuzeigen, wie man einem vorzeitigen Tod vorbeugt; denn wenn psychosomatisches

Wissen nicht nur auf Krankheit beschränkt bleibt, sondern auch auf den Tod angewendet wird, ergibt sich bei jedem allzu frühen Ableben ein völlig anderes Bild.

Der fünfte und letzte Teil eröffnet jedem die Möglichkeit, sein eigener Anti-Aging-Trainer und damit ein aktiver Lebens- und Schicksalsgestalter zu werden. Hier wird beschrieben, wie man sein bisheriges Leben konstruktiv analysieren und mit Hilfe von sechs verschiedenen Interventionsmöglichkeiten erreichen kann, dass man sich in seinem Leben immer wohler fühlt. Hat man dies bei sich selbst geschafft, sind die Voraussetzungen erheblich besser, andere dabei zu unterstützen, deren Lebensqualität zu erhöhen und deren Selbstfindungsprozess zu optimieren.

Die fünf Säulen von Psycho-Anti-Aging:

Psycho-Anti-Aging				
Identitäts-findung	Schutz vor Energie–räubern	Erschließen von Ener-giequellen	Schicksals-und Todes-prophylaxe	Anti-Aging-Training

»Wenn du immer nur das tust,
was du schon immer getan hast,
wirst du immer nur das bekommen,
was du schon immer bekommen hast.«

Körperliche und seelisch-geistige Erneuerung

Leonard Hayflick, ein Pionier der Altersforschung, schreibt in seinem Buch »Auf ewig jung«:

»Der Mensch besteht aus Milliarden Zellen und den Produkten dieser Zellen. Die meisten heute in unserem Körper vorhandenen Zellen waren vor zehn Jahren noch nicht vorhanden, manche selbst gestern noch nicht. Ständig werden Zellen durch neue ersetzt (Turnover).

Wenn also viele Ihrer Zellen in den letzten zehn Jahren ausgetauscht worden sind – wie alt sind Sie dann wirklich? Die ausrangierten Zellen sind ja verschwunden, und vielleicht sind schon mehrfach neue an ihre Stelle getreten; daher sind Ihre jetzigen Zellen womöglich insgesamt jünger als diejenigen vor zehn Jahren. Die meisten Ihrer Zellen begleiten Sie nicht von der Wiege bis zur Bahre, daher sind Sie ›nicht mehr derselbe Mensch‹ wie vor Jahren, im übertragenen wie im wörtlichen Sinn.«

Leider besteht häufig eine Diskrepanz zwischen der körperlichen und der seelisch-geistigen Erneuerung; denn seelisch-geistig verändern sich die meisten Menschen nur wenig. Mit dem Spruch, den man so gerne auf Geburtstagskarten schreibt »Bleib wie du bist!« kann man zwar Freude schenken, aber im Endeffekt werden damit häufig nur alte Verhaltensmuster und überkommenes Gedankengut zementiert. Stets seelisch-geistig der Alte zu bleiben, bedeutet, in einem Widerspruch zur körperlichen Erneuerung, zur Erneuerung der eigenen Zellen zu stehen. Es liegt die Vermutung nahe, dass dadurch unter anderem Alterungsprozesse forciert werden.

Wer sich nicht ändert, hält sich meist primär in der Vergangenheit auf und verschließt sich allem Neuen. Wie kann es dazu kommen?

In der Kollektivneurose sind die Anlagen und Energien der Menschen vorwiegend darauf ausgerichtet, den Rollenerwartungen und Idealen der jeweiligen Kultur zu entsprechen. Viele dieser Ideale sind mittlerweile überholt und für die heutige Zeit nicht mehr relevant.

Einige dieser Ideale aber haben alle Zeitepochen überdauert und zwar diejenigen, die auf den Prinzipien des Lebens aufbauen und daher zu den großen Zielen der Menschheit gehören, z.B. Geborgenheit, Liebe, Zärtlichkeit, seelische Wärme, sexuelle Erfüllung, Selbstverwirklichung, materielle Sicherheit, Gesundheit, glückliche Partnerschaft, Freiheit ...

Diese wie auch alle anderen Lebensprinzipien existieren in der Kollektivneurose als Normen. Durch diese wird der Einzelne in der Entwicklung seiner Anlagen gehemmt. Er wird entsprechend den Idealen seines Kulturkreises erzogen. So lernt er, wie ein Mann oder eine Frau zu sein hat, welche körperlichen Triebe erlaubt sind, wie materielle Sicherheit aussieht, wer und was wertvoll ist, wie und was man wann zu empfinden hat, wie Geborgenheit definiert wird, zu welchen Zeiten Sexualität stattfinden darf und wie sie zu verlaufen hat, was man zu denken hat, welchen Geschmack man auszubilden hat, welche Meinung man haben darf, was Bildung ist, was anerkannt ist, wie man seine Freizeit zu verbringen hat, was irreal und was utopisch ist.

Wegen dieser Normen und Ideale können sich die Anlagen eines Menschen jedoch nicht auf ungezwungene Weise entwickeln, sie werden in ihrem natürlichen Wachstum und in ihrer individuellen Differenzierung gehemmt.

Insofern ist ein erfülltes Leben in der Gegenwart sowie ein konstruktiver Aufbau der eigenen Zukunft nicht oder nur unter erschwerten Bedingungen möglich.

Wie sehr der Einzelne meist in der Vergangenheit verhaftet bleibt, wird im Folgenden anhand des Gehemmten und des Kompensators dargestellt. Im Anschluss daran werden wir dann den »Erwachsenen« besprechen, der quasi deren erlöste Form symbolisiert.

Der Gehemmte – Sehnsucht nach einem besseren Leben

Der Gehemmte verharrt in dem Verhaltensmuster, durch das er in seiner Kindheit von Eltern und Umwelt geprägt wurde. Er erlebt dasselbe Schicksal und dieselbe Grundstimmung wie damals, nur mit anderen Personen und auf einer anderen Symbolebene. War der Gehemmte früher abhängig von seinen Eltern, so setzt sich diese Abhängigkeit auch später im Erwachsenenalter fort. Er nimmt also auch in Beruf und Partnerschaft untergeordnete, abhängige Positionen ein.

Der Gehemmte bleibt Kind, oder besser ausgedrückt: Er behält die Rolle des Kindes entsprechend den damaligen Anforderungen bei und spielt sie vor all denen, die in das psychische Kleid der Eltern steigen.

In der Psychoanalyse spricht man hier von Übertragung. So kann z.B. ein Vorgesetzter einer Firma oder einer Institution die Rolle innehaben, die früher beim Gehemmten der Vater gespielt hat. Oder eine Freundin kann die Rolle der Schwester übernehmen, gegenüber der sich eine Gehemmte immer zurückgesetzt gefühlt hat.

So wird der Gehemmte auch im Erwachsenenalter stets gehemmt – wie damals in seiner Kindheit. Er erlebt alles in der Wiederholung. Er bleibt in der passiven, rezeptiven Rolle und ordnet sich den jeweiligen Elternrollenspielern unter. Er funktioniert im Sinne von anderen und hat Schuldgefühle, wenn er nicht im Sinne der Eltern, Lehrer, Professoren, Chefs etc. denkt, spricht und handelt.

Diese ständigen Schuldgefühle sind ein Charakteristikum des Kindrollenspielers. Ein Schuldgefühl zu haben bedeutet, ein Defizit an Recht zu haben. Dieses Defizit an Recht schreit nach einem Richter oder nach einem Maßregler. Magisch werden Personen angezogen, die bereitwillig diese Funktionen übernehmen. Sie sind wie die Eltern damals scheinbar immer im Recht, und der Gehemmte manövriert sich immer wieder in die Rolle des Schuldigen und des Sünders, der um Verzeihung zu bitten hat. Er reproduziert nur immer wieder die alten Gefühle der Vergangenheit.

Der Kindrollenspieler muss sein Denken, Reden, Tun und seine Reaktionen stets in Frage stellen, muss ständig »Besserung« versprechen, während der Elternrollenspieler gleichsam auf einem Podest sitzt und meist die Rolle des Vollkommenen und Unfehlbaren spielt.

Der Gehemmte strebt nach Anerkennung von seinen Eltern, gibt sich aber dabei einer Illusion hin, weil er nie dem fremden Maßstab der Eltern entsprechen kann. Er kann nie so sein wie sie. Er ist anders. So versklavt der fremde Maßstab bzw. die Rollennorm, die von ihm verlangt wird, seine Anlagen.

Zudem ist dieser Maßstab meist veraltet und lebensfern. Er ist nicht individuell und somit nicht dem Entwicklungsstand, den Bedürfnissen und Anlagen der betreffenden Person angepasst, nicht der Zeit gemäß, nicht wirklichkeitsadäquat.

Der Gehemmte ist nur deshalb gehemmt und hat nur deshalb Schuldgefühle, weil er sich mit dem Maßstab, der früher an ihn gelegt wurde und der Richtlinie und Halt für seine Eltern war, heute noch identifiziert, weil er heute noch glaubt, der alte Maßstab seiner Eltern (der nur für jene richtig und adäquat war) sei gültig, oder glaubt, der Moralkodex, den die Zeit und das Milieu entwarf, in dem er aufwuchs, sei für ihn auch jetzt noch verbindlich.

Der Kompensator – der Glaube an das gute Leben in der Kollektivneurose

Der Kompensator ist ebenso gehemmt wie der Kindrollenspieler, kompensiert aber diese Hemmung, indem er in die Rolle der Eltern steigt.

Wie ihm früher die Eltern ihre Vorstellungen und Meinungen aufoktroyiert haben, so zwingt er nun seinerseits seine Vorstellungen oder Meinungen seiner Umwelt oder seinem Partner auf und umgeht dadurch die für ihn frustrierende Situation, selbst gezwungen zu werden.

Der Kompensator sieht den anderen unbewusst als Kind (Gegenübertragung). Er sucht nach einer Projektionsfläche, um seine frühere Hemmung zu kompensieren, nach jemandem, der so gehemmt ist wie er war. Er projiziert seine Vorstellungen und Maßstäbe, die er unter Umständen selbst genauso wenig wie der Gehemmte erfüllen kann, in den anderen hinein.

Auch er identifiziert sich mit dem alten Maßstab, verhält sich aber im Gegensatz zum Gehemmten so, als ob er den Anforderungen jederzeit entsprechen könnte, ja er ist meist sogar überzeugt, ihnen wirklich zu entsprechen.

Der Elternrollenspieler ist unbewusst der Ansicht, dass seine Maßstäbe für alle gültig seien. Er leitet daraus die Berechtigung ab, jeden, der gegen diese Richtlinien und Normen verstößt, maßregeln zu können und glaubt dabei, diesem etwas Gutes zu tun, indem er ihn wieder auf den »rechten Weg« lenkt und leitet. Wenn er jedoch maßregelt, meint er eigentlich gar nicht den anderen, sondern maßregelt unbewusst sich selbst als Kind.

Der Kompensator hofft auf Anerkennung und Dankbarkeit vonseiten der »Kinder«. Bleibt ihm die Anerkennung versagt, wird der Kompensator auf seine Hemmung zurückgeworfen und fühlt sich frustriert.

In Extremfällen ist der Elternrollenspieler, während er kompensiert, nicht mehr wirklich gegenwärtig. Er befindet sich in der Vergangenheit. Er nimmt dann die Umwelt nicht mehr real wahr, sondern betrachtet sie nur noch unter dem Blickwinkel seiner früheren Hemmung. Deshalb ist es besonders wichtig für ihn, stets im Recht zu sein und anerkannt zu werden. Die Chancen dafür sind für ihn sehr hoch, da er sich meist mit den Konventionen und Rollennormen bzw. mit der derzeitigen kollektiven Bewusstseinshaltung identifiziert und darum von allen Seiten bestätigt wird.

Der Elternrollenspieler ist immer der Überlegene, der Gehemmte der Unterlegene. Der Kompensator gibt aus einer inneren Hemmung heraus vor, ein wertvollerer Mensch als der Gehemmte zu sein. Zumindest vermittelt sein Verhalten diesen Eindruck.

Im Gegensatz zum Gehemmten bringt der Kompensator jedoch die Energie auf, seine zugrunde liegende Hemmung zu kompensieren. Er findet sich nicht damit ab, in seinem Eigenwert gehemmt zu sein, weil er z.B. kein Abitur vorweisen kann, sondern er macht in diesem Fall das Abitur nach. Er füllt also die Norm mit Inhalt. Er bemüht sich, den Anforderungen der Gesellschaft zu entsprechen, gute Leistungen werden zu einer »Krücke« für seinen gehemmten Eigenwert. Diese Hilfsmittel können zur weiteren Entwicklung seiner Persönlichkeit sehr wichtig sein. Nur der, der in seinem Eigenwert nicht gehemmt ist, braucht den Weg über die Kompensation nicht zu gehen, kann auf die Phase der Kompensation verzichten.

Wichtig ist noch zu erwähnen, dass dem unbewussten Zusammenspiel zwischen Gehemmtem und Kompensator ein Entwicklungsmoment immanent ist, dass also die vielen Schwierigkeiten und oft quälenden Konflikte, die auf diesem

24

unbewussten Zusammenspiel basieren, der Motor einer Entwicklung sind. Sie bewirken eine Reifung und Bewusstwerdung, sind deshalb notwendig und auf keinen Fall nur negativ zu bewerten. Allerdings ist der Lernprozess, der auf dem Weg der Kompensation vollzogen werden muss, ein anderer als auf dem Weg der Hemmung.

Der Erwachsene – gesund und fit bis ins hohe Alter

Die Folge und das Ergebnis aus dem vorhergehenden Lernprozess ist eine neue Entwicklungsstufe, der »Schmetterling«.

Der Erwachsene (Schmetterling) hat sich aus der komplementären Verstrickung von Gehemmtem und Kompensator gelöst. Er fällt nicht mehr in den alten Verhaltensmodus zurück. Da er nicht mehr von alten pauschalen Maßstäben gehemmt ist, braucht er auch nicht mehr ständig zur Kompensation zu schreiten, braucht sich nicht mehr zu erhöhen und erniedrigt damit nicht mehr andere.

Er akzeptiert den anderen in seinem So-Sein und versteht ihn; wenn der andere z.B. mit seinen Leistungen prahlt, sieht er die zugrunde liegende Hemmung im Selbstwert des anderen.

Er tritt zum Mitmenschen in eine neue Art der Beziehung, die nicht mehr auf dem Eltern-Kind-Verhältnis basiert, die nicht mehr eine Neuauflage der Vergangenheit darstellt, sondern unabhängig und frei im Hier und Jetzt stattfindet. Der andere wird als gleichwertiger Partner behandelt. Er sieht den Mitmenschen nun, wie er wirklich ist, da er die Brille, mit der er nur ein verzerrtes und reduziertes Bild der Wirklichkeit wahrnehmen konnte, abgelegt hat. Er steht nun vor einer Fülle von Möglichkeiten. Er ist aus der Erleidensform und Erwartungshaltung des Kindes herausgetreten und ist nicht mehr den negativen Feedbacks, die der Elternrollenspieler mit seinem Verhalten und seinen Projektionen erwirkte, ausgeliefert. Er nimmt nun sein Schicksal im Rahmen seiner Anlagen bzw. seiner psychischen Struktur weitgehend selbst in die Hand.

Er ist größtenteils oder ganz von altem Schicksal und von Wiederholungszwang frei. Er lebt in einem neuen Bewusstsein und unterscheidet sich daher grundlegend vom Gehemmten und vom Kompensator, die sich beide mit dem alten Maßstab identifizieren, weil sie nicht wagten, ihr eigenes Recht für sich zu entwickeln, das die Ausbildung ihrer körperlichen, seelischen und geistigen Eigenart erlaubt hätte.

Der neue Maßstab des Erwachsenen ist im Gegensatz zum pauschalen Kodex erfüllbar, weil er auf die eigene Person und auf die individuelle Entwicklungsstufe zugeschnitten ist. Die neuen Maßstäbe im Inneren der Seele knechten nicht mehr die eigene Natur, da sie keine Vollkommenheit verlangen und nicht nach einem Ideal messen. Insofern werden auch die Gefühle realer und freier.

Der Erwachsene erkennt sich selbst an und erwartet weder Anerkennung von den »Kindern« noch von den »Eltern«. Er akzeptiert sich so, wie er jetzt ist, arbeitet aber weiter an seiner Vervollkommnung.

Diese ist ein Prozess und nicht wie das frühere Ideal der Vollkommenheit eine Transplantation des Zieles in das Jetzt (= unerfüllbar). Außerdem unterscheidet sich diese Art der Vervollkommnung von dem früheren Maßstab insofern, als jetzt Vervollkommnung bedeutet, die eigenen Anlagen und Fähigkeiten zu entwickeln und einzuüben und nicht mehr die Anlagen und Fähigkeiten nach dem Maßstab der Vergangenheit auszurichten und sie dadurch an ihrem realen Ausleben hier und jetzt zu hindern.

Es ist offensichtlich, dass das unverwirklichte, nicht gelebte, verdrängte Leben des Gehemmten sowie die ständigen Anstrengungen des Kompensators, seine vorhandenen oder eingebildeten Defizite auszugleichen, deren Alterungsprozess beschleunigen.

Wer in der Phase der Kompensation verharrt, ist Sisyphus, einer Figur aus der griechischen Mythologie, vergleichbar. Dieser musste in der Unterwelt immerfort einen Felsblock

bergauf wälzen, der stets kurz vor dem Gipfel wieder zurück-
rollte. Ähnlich wie Sisyphus erreicht der Kompensator nie
sein Ziel und erschöpft sich schließlich bei seinen im Grunde
von vornherein aussichtslosen Kompensationsversuchen.

Da der Erwachsene seine Energien nicht mehr verdrängt,
diese auch nicht immer wieder gegen sich selbst richtet und
zudem nicht mehr durch Normen und Ideale erzeugte Hemmungen ausgleichen muss, ist er imstande, in der Gegenwart
zu leben und seine Zukunft sinnvoll zu gestalten. Seine Energien sind im freien Fluss und können in konstruktive Bahnen
umgelenkt werden. Deshalb macht »Erwachsensein« jung
und vital.

Das liegt auch daran, weil der psychisch Erwachsene tole-
rant geworden ist, allem Neuen aufgeschlossen gegenüber-
steht, Utopien und Phantasien zulässt, Wandlung befürwor-
tet sowie neue Ideen, Konzepte und Verfahren begrüßt.

Während die Anti-Aging-Medizin darauf abzielt, den Prozess der Erneuerung der Zellen zu aktivieren und zu unterstützen, geht es bei Psycho-Anti-Aging insbesondere darum,
eine stetige seelisch-geistige Erneuerung in Gang zu setzen.
Nicht indem man der Neophilie verfällt oder jeden neuen
Modetrend mitmacht – das hat mit einer wirklichen Erneuerung meist wenig zu tun – sondern indem man aufhört, ständig in der Vergangenheit zu leben, indem man Anlagen und
Fähigkeiten ausbildet und mehr und mehr seine eigene Identität verwirklicht.

Identitätsfindung

»Alles, was nicht der eigenen Identität entspricht,
kostet Kraft und macht alt.«

Identität und Nicht-Identität

In der Psychologie unterscheidet man die soziale und die persönliche Identität.

Die **persönliche** Identität bezieht sich auf die Einzigartigkeit eines Individuums, das bestimmte besondere Kennzeichen hat sowie eine unverwechselbare Biografie.

Unter **sozialer** Identität ist die Zuschreibung bestimmter vorgegebener Eigenschaften zu verstehen, die den Charakter normativer Erwartungen haben. Vom Einzelnen wird also verlangt, sich allgemeinen Erwartungen unterzuordnen, so zu sein wie andere.

Bei der persönlichen Identität dagegen geht es darum, sich von allen anderen zu unterscheiden, also so zu sein wie kein anderer.

Diese widersprüchlichen Erwartungen müssen in Einklang gebracht werden, da sonst auf zweifache Weise **Nicht-Identität** droht: im einen Fall durch das vollständige, verdinglichte Aufgehen in verschiedenen entpersönlichten Rollenzusammenhängen, im anderen Fall durch Stigmatisierung und Ausgrenzung aufgrund eines von der Norm abweichenden Verhaltens.

Es gibt jedoch noch eine andere Art der Nicht-Identität, nämlich die Nicht-Identität mit einer Personengruppe, mit einem Verein, mit einem Lebensstil, mit materiellen Gegenständen, Hobbys, Sportarten usw.

Häufig kristallisiert sich die eigene Identität erst dadurch heraus, dass man all das erkennt, wozu keine Identität besteht.

Die eigene innere Stimme, die nichts anderes ist als die Stimme der eigenen Identität, sagt dann: »Das bist du nicht! Du gehörst da nicht hin! Dort ist nicht dein Platz!«

Es ist wesentlich einfacher festzustellen, was man nicht ist, als herauszubekommen, was wirklich in letzter Konsequenz die eigene Persönlichkeit ausmacht.

So mancher, der im Begriff ist, sich ein neues Auto zuzulegen, kann ohne zu zögern sagen, welche Automarken er nicht mag. Und vielleicht auch, welche Marke er bevorzugt. Doch wie sicher kann er sein, dass diese Marke ihm auch wirklich entspricht? Inwieweit ist er bei seiner Wahl beeinflusst vom Status- und Prestigedenken oder von einer Familientradition, bei der schon sein Vater und Großvater auf eine bestimmte Marke eingeschworen waren? Welche Tendenz überwiegt? Die zur Kompensation eines gehemmten Eigenwertes oder die zur Vernunft, die ihn zu einem ganz anderen Modell drängt? Ist es eine ökonomische Vernunft, die sich an seinem Geldbeutel orientiert oder eine, die mehr aus der Norm resultiert, wobei der Wunsch im Vordergrund steht, als »vernünftig« in seinem sozialen Umfeld zu gelten? Oder lässt er sich von einem für ihn unerreichbaren Idealbild leiten (etwa von dem einer goldenen Luxuslimousine) und begnügt sich schließlich mit einer Kompromisslösung? Doch inwieweit entspricht diese seiner wahren Identität?

Vielleicht noch schwieriger ist die Antwort auf die Frage zu finden, welche Wohnform der eigenen Persönlichkeit am besten entspricht: Mietwohnung, Eigentumswohnung, Penthouse, Maisonette, Reihenhaus, Doppelhaus oder frei stehendes Haus.

Oft kann man sich erst nach einigen »Fehlversuchen« richtig entscheiden, wie der Fall von Hubert L. zeigt. Zuerst lebte er mit seiner Familie in einer Mietwohnung im Zentrum einer Großstadt, dann kaufte er – nachdem er aufgrund von beruflichem Aufstieg die finanziellen Mittel aufbringen konnte – eine Eigentumswohnung am Stadtrand. Als die erste Euphorie verflogen war, stellte er jedoch fest, dass sich die Wohnsituation für ihn und seine Familie nicht entscheidend verbessert hatte. Hubert L.: »Der einzige Unterschied zur Mietwohnung besteht darin, dass wir uns sagen können: ›Unsere Wohnung gehört jetzt uns.‹«

Als Hubert L. einige Jahre später einen größeren Börsengewinn erzielte, verkaufte er die Eigentumswohnung und erfüllte sich einen Traum: Er erwarb ein frei stehendes Einfamilienhaus mit einem schönen Garten. Doch auch hier merkte er nach einiger Zeit, dass diese Wohnform nicht seiner Veranlagung und seinem Lebensstil entsprach. Er und seine Frau hatten völlig unterschätzt, wie arbeitsintensiv so ein Haus sein konnte. Er wollte sich nicht um die Heizung und die Mülltonnen kümmern müssen, wollte nichts mit Rasenmähen und Heckenschneiden zu tun haben, wollte nicht die Terrasse fegen und im Winter Schnee räumen. Er und seine Familie wollten unabhängig und frei sein und auch oft mehrere Wochen verreisen, was bei Haus- und Grundbesitz mit größeren Schwierigkeiten verbunden ist. Inzwischen hat Hubert L. »seine« Wohnform gefunden. Er hat sein Haus verkauft und lebt heute mit seiner Familie in einer Penthouse-Eigentumswohnung hoch oben über den Dächern der Stadt.

Hubert L.: »Nach einer langen Odyssee habe ich jetzt endlich die Wohnung gefunden, die meiner Identität und meinen Bedürfnissen entspricht.«

Hubert L. musste also erst die für ihn falschen Identitäten im Wohnen wie Mietwohnung und Eigentumswohnung sowie die Verwirklichung seines Idealbildes von Einfamilienhaus mit Garten erleben, ehe er in dem Penthouse die Wohnform fand, die seinem Wesen voll entsprach.

Will man sich solche oft kostspieligen Umwege ersparen, wäre es wichtig, bereits im Vorfeld sich selbst und seine Bedürfnisse besser kennen zu lernen und im Geiste zu antizipieren, wie man in dieser oder jener Situation reagieren und empfinden würde.

Eine falsche Identität baut Energie ab, die wahre Identität baut Energie auf

»Mensch, werde wesentlich!«
(Friedrich Nietzsche)

Für den Identitätsfindungsprozess ist es außerordentlich hilfreich, in jeder Situation zu unterscheiden zwischen Identität, Nicht-Identität, Idealbild, Anpassung, Kompromiss, Authentizität und falscher Identität. Die eigene Identität kann als Richtschnur für den eigenen Weg genommen werden, sie ist der **wahre** Weg, während negatives Schicksal nichts anderes signalisiert, als dass man von diesem Weg abgekommen ist. Negatives Schicksal ist ein **Irrweg,** das heißt, man entfernt sich immer weiter von der eigenen Identität, oder ein **Umweg,** man braucht also sehr lange, bis man wieder zur eigenen Identität zurückfindet.

Die meisten Menschen befinden sich ausschließlich auf diesen Irrwegen und Umwegen. Selten gelingt es jemandem, allen Unkenrufen zum Trotz, die eigene Identität zu erkennen und danach zu leben. Gewöhnlich ist man auf den verschiedensten Lebensgebieten den Abwehr- und Anpassungsmechanismen unterworfen. Durch diese Abwehr- und Anpassungsmechanismen wird verhindert, dass die wahre Natur, die wirklichen Triebe und Bestrebungen eines Individuums ans Licht kommen, stattdessen werden dessen Anlagen bzw. Energien in Bahnen gelenkt, die gesellschaftlich erwünscht sind. Zu diesen Abwehr- und Anpassungsmechanismen zählt auch die Identifikation, die paradoxerweise die Entdeckung der eigenen Identität verhindert. Bei diesem Prozess vergleicht man sich mit Personen, Sachen, Vereinen, Institutionen oder Ideologien und glaubt, darin eine Entsprechung des eigenen Inneren bzw. der eigenen Identität zu finden. Man ist anfangs fest davon überzeugt, dass eine solche

Entsprechung vorliegt, oder zumindest, dass die andere Person, Sache oder Ideologie einem ähnlich ist. Daher kann man sich einfach nicht vorstellen, hierbei einer Täuschung zu erliegen.

Schließlich durchläuft man ganz oder teilweise die sieben Phasen der Identifikation, und zwar zunächst die euphorische Phase, dann die Phase des Erkennens der Realität, es folgen Stagnationsphase, Frustrationsphase, Reduktionsphase, Resignationsphase und apathische Phase.[*]

Man beginnt euphorisch mit einem neuen Partner, im neuen Job oder mit einer neuen Wohnung. In dieser euphorischen Phase ist man noch der Meinung, jetzt endlich den richtigen Partner, den passenden Arbeitsplatz oder die Traumwohnung gefunden zu haben. Im Laufe der Zeit aber wird der Traum allmählich demontiert, bis er sich zu guter Letzt als Alptraum entpuppt, nämlich dann, wenn man merkt, dass die andere Person sich doch grundlegend von einem unterscheidet, die Arbeitsstelle doch nicht den eigenen Anlagen und Vorstellungen entspricht oder in der neuen Wohnung die gleichen Probleme wie in der vorherigen auftauchen.

Ludwig R., ein 35-jähriger Bankangestellter, lebt auf seinen jeweiligen Lebensgebieten in verschiedenen Phasen. Im Berufsleben in der apathischen Phase, in der Partnerschaft in der euphorischen und auf dem Gebiet des Wohnens in der Frustrationsphase.

Entscheidend ist in diesem Zusammenhang, dass die sieben Phasen der Identifikation nur durchlaufen werden müssen, wenn man an **falschen** Identitäten festhält. In gewisser Hinsicht sind »falsche« Partner, »falsche« Arbeitsplätze, »falsche« Wohnungen die richtigen; man braucht sie, um das eigene Selbst und das zu einem Passende (endlich) zu erken-

---

[*] Mehr zu den sieben Phasen der Identifikation – siehe Hermann Meyer: Jeder bekommt den Partner, den er verdient (Trigon-Verlag)

nen. Es handelt sich dabei aber oft um so beschwerliche Umwege und Irrwege, dass am Ende kaum noch Energie und Elan übrig bleiben. Man hat dabei häufig so viel Federn gelassen, man hat sich in den steten Kämpfen so verschlissen, dass man oft nicht mehr die Kraft aufbringt, noch einmal auf dem betreffenden Lebensfeld von vorne anzufangen.

Hierzu ein Beispiel aus der Verlagsbranche: Rudolf A., ein Belletristik-Bestsellerautor, hatte große Schwierigkeiten mit den Verlagen. Seine Manuskripte wurden entweder abgelehnt oder von den jeweiligen Lektoren so »verschlimmbessert«, dass er sein eigenes Werk nicht mehr als solches erkannte. Manchmal war es so, dass nach der »Korrektur« das Gegenteil dessen zum Ausdruck kam, was er eigentlich sagen wollte. Einmal kam es sogar vor, dass alle Lektoren eines Verlages so gegen Rudolf A. eingestellt waren, dass sie den Verlagsleiter unter Druck setzten und drohten: »Wenn das Buchprojekt von Rudolf A. nicht abgeblasen wird, kündigen wir alle gemeinsam.« Ärger, Verdruss und Streitigkeiten nahmen von Jahr zu Jahr zu. Pfiffige Titel- und Covervorschläge, die er vorbrachte, wurden ignoriert, triviale, langweilig wirkende wurden ihm aufgezwungen.

Schließlich platzte Rudolf A. der Kragen. Er wollte sich einfach nicht mehr von anderen Leuten bevormunden lassen, wollte nicht mehr um jeden Satz und jedes Komma kämpfen müssen. Kurz entschlossen gründete er einen eigenen Verlag. Das erste Buch, das er dort verlegte, wurde auf Anhieb ein Bestseller und er verdiente mit diesem einen Buch mehr als mit allen seinen früheren Büchern zusammen. Und er hatte seitdem keinen Ärger mehr mit Lektoren und Covergestaltern, da er sie selbst aussuchen konnte und sie nicht mehr quasi als Schicksalszwang erfahren musste.

Rudolf A.: »Ich darf gar nicht daran denken, was ich mir an Zeit, Kraft und Geld gespart hätte, wenn mir schon zehn oder zwanzig Jahre früher bewusst gewesen wäre, dass in mir Anlagen zu Management und Selbständigkeit schlummerten.

Aber immerhin habe ich es gerade noch geschafft, und das erfüllt mich mit Freude und Stolz.«

Die Beispiele von Hubert L. und von Rudolf A. weisen auf eine Gesetzmäßigkeit hin, die man häufig beobachten kann: Wenn etwas nicht wirklich der eigenen Identität gemäß ist, kommt es zu Hemmungen, Schwierigkeiten, Blockaden, Ablehnung, Streit und Kampf, entspricht hingegen etwas dem eigenen Wesen, dann läuft alles wie von selbst, dann zieht man die richtigen Leute an, wird überall gefördert, stößt auf Zustimmung bzw. konstruktive Kritik, erhält die nötigen finanziellen Mittel usw.

Unglücklicherweise hängen die meisten Menschen zu lange in »falschen« Identitäten bzw. in falschen äußeren Bezügen ihrer inneren Identität fest.

Wer sich dort aufhält, wo er eigentlich nicht hingehört, hat mit einer Fülle von ungünstigen Schicksalsereignissen zu rechnen. Er wird gewöhnlich gar nicht mehr damit fertig, all die negativen Symptome zu beseitigen, die ihn darauf hinweisen sollen, dass er einer Täuschung unterliegt und dies nicht seine Identität ist.

Wenn er etwa eine Wohnung bezieht, in der er sich vom ständigen Hundegebell aus der Nachbarschaft in seiner Ruhe und Erholung beeinträchtigt fühlt, legt er sich vielleicht mit dem Hundehalter an und hat dabei nur Ärger und Streit. Vielleicht lässt er sich in seiner Wut dazu hinreißen, dem Hund ein vergiftetes Würstchen anzubieten, sodass er sich schließlich vor Gericht verantworten und Unannehmlichkeiten ohne Ende auf sich nehmen muss.

Sitzt man am falschen Arbeitsplatz, ist die Tendenz groß, Kollegen anzuziehen, die eine unangenehme Stimmung verbreiten, die ständig sticheln, intrigieren und einen auszutricksen versuchen. Vielleicht hat man auch Konflikte mit einem autoritären Chef oder es werden bei einer anstehenden Beförderung andere vorgezogen. Viele lehnen sich dann gegen die Ungerechtigkeiten oder gegen das Mobbing am Arbeitsplatz auf, sagen den Kollegen den Kampf an, bemühen sich um eine Aussprache mit dem Chef. Dabei bekämpfen sie in der Regel nur die Symptome einer von vornherein falschen Wahl ihres Arbeitsplatzes. Je tiefer man in den Strudel der steten Symptombekämpfung gerät, umso weiter entfernt man sich vom eigenen Selbst. Am Schluss weiß man gar nicht mehr, wer man ist und was man eigentlich ursprünglich wollte. Vielfach werden beim Bekämpfen der negativen Symptome neue destruktive Ursachen gesetzt, deren Wirkungen aufs Neue bekämpft werden müssen. Man hat sich völlig auf einem Nebenfeld des Seins verloren und ist nicht mehr rechtzeitig **wesentlich** geworden.

Im Grunde genommen ist es so, dass man einen immens hohen Preis dafür zahlen muss, wenn man sich nicht für sich selbst entscheidet. Man zahlt mit Leid, Zeit, Kraft und Gesundheit. Die Ärzte leben zu einem großen Teil von den leidvollen, schmerzhaften Umwegen und Irrwegen des Schicksals, die der Einzelne geht, weil er zu sehr angepasst ist, weil er zu sehr auf andere gehört hat, weil er zu anständig, brav, gut und altruistisch sein will, weil er zu wenig sich selbst erkannt hat. Kurz gesagt, weil er sich gegen sein Selbst entschieden hat.

Das Leben in falschen Identitäten forciert den Alterungsprozess auf dramatische Weise. All die lebens- und kraftspendende Naturenergie wird verbraucht. Insofern erscheint der Begriff »Verbraucher« in einem ganz anderen Licht.

Überall wo man sich nicht wohl fühlt, verliert man wertvolle Lebenszeit, und zwar erheblich mehr als der Dauer des Aufenthalts dort entspricht. Denn zum einen geht währenddessen viel Kraft und Energie verloren und zum anderen muss mindestens dieselbe Zeitspanne aufgebracht werden, um sich davon zu erholen und sich zu regenerieren. In man-

chen Fällen klingen die unguten Gefühle sogar noch tage-
lang nach.

Falsche Identitäten erzeugen nicht nur negative Gefühle,
sondern auch falsche und ineffiziente Denkhaltungen sowie
falsches und ineffizientes Handeln. Ineffizientes Handeln
deshalb, weil durch die falschen Identitäten die Tendenz gefördert wird, ständig nur Symptome zu bekämpfen. Man
glaubt dann zu handeln, aber alle Handlungen bringen nichts
ein!

Authentizität

Grundsätzlich gilt, dass jeder seine Identität so weit leben bzw. die entsprechenden Bezüge in der Außenwelt schaffen darf, wie er er im Rahmen der Lebensgesetze bleibt, d.h. wie das Leben seiner Mitmenschen nicht beeinträchtigt oder gar gefährdet wird.

Die geltende Moral und Konvention, aber auch die sozialen Verhältnisse, aus denen man kommt, erweisen sich oft als große Hindernisse auf dem Weg zur eigenen Identität, die nur schwer zu überwinden sind. Manch einer glaubt, dies gelänge am besten, wenn man sich darum bemüht, unter allen Umständen **authentisch** zu sein.

Man sollte jedoch immer sorgfältig prüfen, wo und bei wem ein solches Verhalten angebracht ist und wo und bei wem nicht.

Viele lehnen es ab, in dieser Hinsicht zu differenzieren, meist, weil sie es hassen, Heimlichkeiten zu haben oder zu lügen. Sie ziehen es vor, mit offenen Karten zu spielen.

Schauen wir uns in diesem Zusammenhang folgenden Fall an: Daniel H. (34) war auf Wunsch seiner Eltern Beamter im Staatsdienst geworden. Voller Stolz erzählten diese in ihrem ganzen Bekannten- und Verwandtenkreis, welch wichtige Stellung ihr Sohn innehatte und welch großartige Aufstiegschancen sich ihm eröffneten. Doch Daniel H. empfand seine Tätigkeit in einer öden Amtsstube als unerträglich langweilig. Ihm wurde von Tag zu Tag klarer, dass seine Interessen, Neigungen und Talente auf dem Gebiet der Computertechnik lagen. So machte er eines Tages Nägel mit Köpfen, schied aus dem Beamtenverhältnis aus und begann, Informatik zu studieren.

Ohne sich Gedanken über die möglichen Folgen zu machen, berichtete er seinen Eltern daraufhin von seiner »Umschulung«.

Für die brach eine Welt zusammen. Wie konnte ihr Sohn, der so gut und sicher bei »Vater Staat« untergebracht war, nur freiwillig diesen Posten aufgeben? Wie konnte er ihnen das nur antun?

In der folgenden Nacht erlitt seine Mutter, die sich darüber besonders aufgeregt hatte, einen Herzinfarkt, an dem sie zwei Tage später starb.

Aufgrund des Leids, das er aus der Sicht seines Vaters über die Familie gebracht hatte, wurde Daniel von diesem enterbt und verstoßen. Sein Vater wollte nie mehr etwas mit ihm zu tun haben.

Die Geschichte von Daniel H. zeigt: Ehrlichkeit und Wahrhaftigkeit können sich auch destruktiv auswirken, ja sie können sogar töten. Nicht jeder kann die Wahrheit vertragen! Ist Daniel H. nun für den Tod seiner Mutter verantwortlich?

Der Hauptgrund für ihren Tod lag zweifellos in ihr selbst begründet. Sie hatte sich in ihrem Leben zu wenig selbst aufgebaut, sodass sie den Beamtenstatus ihres Sohnes zur Stabilisierung ihrer Persönlichkeit brauchte. Als dieser Projektion nicht mehr entsprochen wurde, schaltete ihr Unbewusstes auf Selbstvernichtung. Die Disposition für den Tod war bereits in ihr vorhanden, durch Daniels Verhalten wurde diese lediglich geweckt.

Was hätte Daniel denn anders machen können?

Zunächst wäre es wichtig gewesen herauszufinden, ob und was seine Eltern auf ihn projiziert haben.

Ein Erwachsener ist für sein Leben selbst verantwortlich. Er allein weiß am besten, was gut für ihn ist. Er muss das Drehbuch seines Lebens selbst schreiben und in seinem Leben auch selbst die Regie übernehmen. Dieses Recht darf er sich von niemandem nehmen lassen.

Daniel H. war nicht gezwungen, seinen Eltern seine neue

berufliche Ausrichtung zu offenbaren. Es wäre sein gutes Recht gewesen, seine Berufspläne zunächst einmal für sich zu behalten. Denn etwas zu verschweigen oder zu verheimlichen, was nur einen selbst angeht, hat nichts mit unehrlichem oder gar unanständigem Verhalten zu tun. So aber sehen das gewöhnlich Elternrollenspieler. Meist sind diese der festen Überzeugung, dass sie berechtigt sind, Kindrollenspieler zu kontrollieren und sich in deren Leben einzumischen. Die Heimlichkeiten der Kindrollenspieler sind eine typische Reaktion auf solche Verletzungen ihrer Intimsphäre. Im Allgemeinen fehlen diesen Menschen der Mut und die Fähigkeit, sich angemessen dagegen zur Wehr zu setzen.

Deshalb wäre es in unserem Beispiel besser gewesen, Daniel H. hätte nicht mit seinen Eltern über seine beruflichen Pläne gesprochen. Er hätte diese weiterhin zweimal im Jahr besuchen können, die Konversation auf Smalltalk beschränken sollen, dann wäre es wohl nicht zu dieser Tragödie gekommen.

Manche glauben aber auch, sie müssten authentisch sein, um damit ihre Mitmenschen aufzurütteln und um anderen die Gelegenheit zu geben, ihr bisheriges Bewusstsein zu hinterfragen und ebenfalls neue Wege zu gehen. Sie sagen: »Wenn wir nicht den Mut aufbringen, hier eine Bresche zu schlagen, bleibt immer alles beim Alten, dann kommt die Entwicklung der Menschheit einfach nicht voran!«

Leider hat sich jedoch immer wieder gezeigt, dass derartige, in der Regel gut gemeinte Versuche nicht etwa überholte, verkrustete Meinungen sprengen, sondern meist sogar noch **bestärken**. Der andere fühlt sich dadurch sogar noch mehr im Recht und baut daraufhin sein psychisches Abwehrsystem noch weiter aus. Kurzum, wenn er nicht schon ähnlich revolutionäre oder nonkonformistische Gedanken gehegt hat, ist es ein aussichtsloses Unterfangen, ihn zu bekehren, ihm etwas bewusst zu machen oder ihm neue Impulse zur persönlichen Weiterentwicklung zu geben.

Wieder andere sind der festen Überzeugung, dass es besser wäre, die Wahrheit dem anderen selbst zu sagen als dass er sie »hintenrum« erfährt. Die Betreffenden sind sich oft nicht der Tatsache bewusst, dass die meisten Menschen – bildlich gesprochen – nur in ihrem Heimkino sitzen und sich ihren eigenen Film anschauen. Sie sind so sehr mit sich selbst beschäftigt, dass sie kaum wirklich mit der Welt des anderen in Beziehung treten können. Nach der Anstandsfrage »Wie geht es dir?« wollen sie am liebsten gar nicht die Antwort abwarten, sondern sofort von sich selbst berichten.

Derjenige aber, der glaubt, er müsse authentisch sein, ist ebenfalls häufig extrem in seiner eigenen Welt verstrickt und empfindet dabei ein enormes Mitteilungsbedürfnis. Er will über das Thema, das ihn beschäftigt, reden, will von den anderen die **Bestätigung** einholen, dass er richtig denkt und richtig fühlt, dass er richtig gehandelt hat. Doch es ist unmöglich, von denjenigen bestätigt zu werden, die Projektionen auf einen gerichtet haben.

Manchmal wollen Menschen auch dafür **anerkannt** und **bewundert** werden, dass sie sich seelisch-geistig so stark weiterentwickelt haben. Doch auch hier geht die Rechnung nicht auf, weil Menschen der vorherigen Bewusstseinsstufe nicht den bewundern können, der einen Schritt vorwärts gemacht hat. Im Gegenteil: Einen solchen Schritt betrachten sie gewöhnlich als böse, dumm, unüberlegt oder fehlerhaft.

Im Grunde genommen ist es also höchst unwahrscheinlich, dass jemand über das, was man »verheimlicht«, Fragen stellt wie: »Bist du mit deinem Beruf zufrieden? Planst du eine Umschulung? Bist du noch verheiratet? Glaubst du noch an die traditionellen Werte?« Er nimmt einfach an, dass so wie bei ihm alles beim Alten geblieben ist.

Und wenn die Person, von der man glaubt, ihr alles sagen zu müssen, das Verheimlichte dennoch zufällig bzw. über Umwege erfährt?

Dann ist es meist besser, sie erfährt es auf diese Weise, weil sie dann die Gelegenheit hat, sich langsam damit auseinander zu setzen und es zu verarbeiten. Häufig ist der Betreffende dann wütend und regt sich furchtbar darüber auf, dass er es über andere Leute erfahren hat. Er behauptet dann vielleicht, man hätte mit ihm in Ruhe darüber reden können, die Heimlichkeiten aber könne er einem nie verzeihen.

Die Realität sieht jedoch gewöhnlich völlig anders aus: Wenn man ihm das selbst gesagt hätte, hätte er womöglich **noch schlimmer** reagiert.

Aufgrund des Vorherrschens antiquierter Moral und Konvention empfiehlt es sich, möglichst früh zu lernen, in zwei Welten zu leben: in der Welt der Kollektivneurose (zweite Natur) und in der Welt des wahren Selbst (erste Natur).

Authentisch zu sein ist überall da gefährlich, wo die Neurose übermächtig ist, wo ein Leben gegen das Leben gelebt wird – das kann sein bei den Eltern, beim Partner, bei Freunden, bei Arbeitskollegen.

So ist es auch kontraindiziert, beim Partner über eigene Seitensprünge zu berichten. Auch hier ist es wichtig, sich darüber im Klaren zu sein, dass man erstens niemandem Rechenschaft darüber ablegen muss, was man in dieser Hinsicht fühlt, denkt oder tut, dass man alles selbst verantworten muss und zweitens die Folgen eines etwaigen Geständnisses zu antizipieren, die beim Partner von der Somatisierung des Problems über eine sofortige Trennung bis hin zu einem Suizidversuch reichen können.

Wer sich nicht sicher ist, wie der Partner in so einem Fall reagiert, könnte einmal bei ihm »vorfühlen«, indem er erzählt: »Ich kenne da einen, der hat gerade einen Seitensprung gemacht.« Echauffiert sich der Partner und gießt Schimpf und Schande über diese imaginäre Person, weiß er, woran er mit ihm ist.

Energieräuber

Antiquiertes Gedankengut, Moral und Konvention

Die konventionellen Moralvorstellungen basieren auf der herkömmlichen Form von Anstand – was gleichbedeutend ist mit der Verleugnung der eigenen Interessen, Wünsche, Träume und Ziele.

Viele Menschen fühlen sich Moral und Konvention gegenüber verpflichtet und verantwortlich. Sobald sie etwas fühlen, denken oder gar tun, was nicht der Norm entspricht, meldet sich ihr schlechtes Gewissen. Um dieses zu vermeiden, wagen sie nicht, sie selbst zu sein, wagen sie nicht, eine persönliche Eigenart auszubilden. Das andauernde Bemühen, den Normen der Kollektivneurose gerecht zu werden in Verbindung mit den ständigen bewussten oder unterschwelligen Zweifeln, ob ihnen das gelingt, raubt einen Großteil ihrer körperlichen, seelischen und geistigen Energien. Normen können so verinnerlicht werden, dass z.B. eine genormte Denkhaltung für die eigene gehalten wird und aus diesem Grunde kein Bedürfnis besteht, nach einer wirklich eigenen zu suchen. Zudem wird die normgemäße Denkhaltung von allen Seiten bestätigt, während die von der Norm abweichende vielfach verteufelt wird. Dennoch ist es eine Illusion, so werden zu wollen, wie alle sein sollen. Man kann nur so werden, wie man selbst ist, entsprechend den Anlagen, die man von Natur aus hat, die einem wesensgemäß sind. Über die Realisation des eigenen Selbst hat James Aggrey eine Geschichte geschrieben, die Parabel vom Adler:

»Einst fand ein Mann bei einem Gang durch den Wald einen jungen Adler. Er nahm ihn mit nach Hause auf seinen Hühnerhof, wo der Adler bald lernte, Hühnerfutter zu fressen und sich wie ein Huhn zu verhalten.

Eines Tages kam ein Zoologe des Wegs und fragte den Eigentümer, warum er einen Adler, den König aller Vögel, zu einem Leben auf dem Hühnerhof zwinge.

›Da ich ihm Hühnerfutter gebe und ihn gelehrt habe, ein Huhn zu sein, hat er nie das Fliegen gelernt‹, antwortete der Eigentümer. ›Er verhält sich genau wie ein Huhn, also ist er kein Adler mehr.‹

›Dennoch‹, sagte der Zoologe, ›hat er das Herz eines Adlers und kann sicher das Fliegen lernen‹.

Nachdem sie die Sache beredet hatten, kamen die beiden Männer überein zu ergründen, ob das möglich sei. Behutsam nahm der Zoologe den Adler in die Arme und sagte: ›Du gehörst den Lüften und nicht der Erde. Breite deine Flügel aus und fliege‹.

Doch der Adler war verwirrt; er wusste nicht, wer er war, und als er sah, wie die Hühner ihre Körner pickten, sprang er hinab, um wieder zu ihnen zu gehören.

Unverzagt nahm der Zoologe den Adler am nächsten Tag mit auf das Dach des Hauses und drängte ihn wieder: ›Du bist ein Adler. Breite deine Flügel aus und fliege‹.

Doch der Adler fürchtete sich vor seinem unbekannten Selbst und der Welt und sprang wieder hinunter zu dem Hühnerfutter. Am dritten Tag machte sich der Zoologe früh auf und nahm den Adler aus dem Hühnerhof mit auf einen hohen Berg. Dort hielt er den König der Vögel hoch in die Luft und ermunterte ihn wieder: ›Du bist ein Adler. Du gehörst ebenso den Lüften wie der Erde. Breite jetzt deine Flügel aus und fliege‹.

Der Adler schaute sich um, sah zurück zum Hühnerhof und hinauf zum Himmel. Noch immer flog er nicht. Da hielt ihn der Zoologe direkt gegen die Sonne, und da geschah es, dass der Adler zu zittern begann und langsam seine Flügel ausbreitete. Endlich schwang er sich mit einem triumphierenden Schrei hinauf gen Himmel.

Es mag sein, dass der Adler immer noch mit Heimweh an

die Hühner denkt; es mag sogar sein, dass er hin und wieder den Hühnerhof besucht. Doch soweit irgendjemand weiß, ist er nie zurückgekehrt und hat das Leben eines Huhns wieder-aufgenommen. Er war ein Adler, obwohl er wie ein Huhn gehalten und gezähmt worden war.«

Rigide Moral und überholte Konventionen können alt und krank machen, und zwar deshalb,

– weil sie häufig eigene Triebe, Gefühle und Gedanken niederhalten, also all das, was eigentlich Leben ausmacht, hemmen, blockieren, unterdrücken, pervertieren oder der Verdrängung anheim fallen lassen. Sie erzeugen dadurch negatives Schicksal am laufenden Band.

– weil sie meist aus altem, überkommenen Gedankengut entstanden sind und solches wieder erzeugen. Durch die Verdrängung eigener Gedanken und Vorstellungen, die in Einklang mit der ersten Natur stehen, kommt es zu einer Pervertierung der ursprünglichen Energien, das heißt die Energien erscheinen nicht mehr in ihrem ursprünglichem Kleid, sondern werden krankhaft. Daraus folgen dann fanatische Gedanken, Fixierungen, irreale Vorstellungen, Erwartungshaltungen und Meinungen, Illusionen, lebensfremde Ideologien und dogmatische religiöse Lehren. Da eigene Gedanken nicht aufkeimen dürfen, besteht die Tendenz, fremde Gedanken und Meinungen zu übernehmen und unter Umständen dafür zu kämpfen oder gar in den Krieg zu ziehen.

– weil sie nach dem Gesetz von Inhalt und Form und dem Gesetz der Affinität zu alten Formen drängen. Und alte Formen bestätigen und verstärken wiederum das pauschale, normgemäße Fühlen und Denken und sind individualitätsfeindlich. Nach vorgegebenen Formen leben heißt, so leben zu müssen wie alle leben, heißt, das Leben nicht nach eigenen Vorstellungen gestalten zu können. Unmerklich entziehen einem die alten Formen, in denen man leben muss, Kraft und Energie.

Da der konventionelle Grundriss der Wohnung, das gemeinsame Schlafzimmer, die alten Möbel, der konventionelle Lebensstil, die herkömmliche Partnerschaftsform meist der Individualität des Einzelnen zuwiderlaufen, entstehen unbewusst Reaktionsmuster darauf, die auf subtile Weise wiederum die Lebensqualität ungünstig beeinflussen.

– weil sie in einem die Tendenz begründen, sich mit **seelisch-geistig** veralteten Menschen zu umgeben. Seelisch-geistig veraltet ist jemand dann, wenn er unreflektiert die seelischen und geistigen Muster der Vergangenheit abspult, wenn er sich antiquiertes Gedankengut zu Eigen gemacht hat, das z.B. auf blindem Gehorsam, auf Autoritätsgläubigkeit oder auf aristokratischem Dünkel basiert. Ob eine Person seelisch-geistig veraltet ist, hat nichts mit dessen biologischem Alter zu tun. So kann ein junger Mensch seelisch-geistig veraltet und ein älterer seelisch-geistig jung sein. Durch ständigen Umgang mit Menschen, die mit veraltetem Gedankengut identifiziert sind, besteht die Gefahr, dass der eigene Alterungsprozess forciert wird.

– weil sie häufig einen eventuell notwendigen Ausgleich verbieten. Jedes Persönlichkeitssystem ist einzigartig. Insofern ist es wichtig, dass sich jeder auf seine Weise darum bemüht, zur Harmonie, zu einem Ausgleich zu kommen. Oft ist aber ein solcher Ausgleich innerhalb von herkömmlicher Moral und Konvention nicht möglich – etwa, wenn eine Frau sich nur ausgleichen kann, wenn sie mit zwei Partnern gleichzeitig liiert ist oder wenn ein Mann nur zu innerer Harmonie kommt, wenn er lediglich halbtags arbeitet. Wenn ein solcher Ausgleich tabuisiert ist, kommt es zu einer Störung des jeweiligen psychischen Ökosystems und insofern werden dadurch Krankheit und Leid Vorschub geleistet. Wie stark überkommene Moralvorstellungen und Konventionen den Alterungsprozess beschleunigen können, zeigt der Fall von Carola S. (35). Sie wuchs in einem oberbayerischen Dorf als einzige Tochter eines Großbauern auf. In dieser Bauernfamilie hieß die Devise: Ora et labora! Bereits als Kind und später noch viel mehr musste Carola von früh bis spät schuften – die Arbeit nahm einfach kein Ende. Carolas Mutter war eine sehr dominante Frau, die stets darauf bedacht war, jegliche körperlichen, seelischen und geistigen Regungen ihres Kindes zu unterbinden. Es lag die Konstellation Katzenmutter-Vogelkind vor, in der das Vogelkind nicht zeigen darf, dass es ein Vogel ist, weil es sonst von der Katzenmutter gefressen wird. Aufgrund dieser Konstellation durfte sich Carola ihren Ehepartner auch nicht selbst aussuchen, sie wurde einfach mit einem Mann verheiratet, von dem ihre Eltern meinten, dass er der geeignetste für Carola wäre. Carola sieht heute als 35-jährige Frau aus, als sei sie Anfang 50. Das permanente Zurückstellen ihrer eigenen Bedürfnisse und Wünsche, die viele Arbeit, der Stress, ein Leben für Moral und Konvention, für den Anstand, für die Eltern und für den Hof zu führen, dazu die unglückliche Ehe mit ihrem Mann, für den sie nie wirkliche Liebe empfand, haben einen beträchtlichen Teil ihrer Lebenskraft aufgezehrt und sie schneller altern lassen.

Checkliste:

Geistige Welt: Welche Energieräuber beherberge ich in meiner geistigen Welt?

Vorurteile ☐

falsche Glaubenshaltungen ☐

Illusionen ☐

negative Gedanken (Schwarzseherei) ☐

hypochondrische Gedanken ☐

antiquiertes Gedankengut ☐

dogmatisches, ideologisches Denken ☐

irreale Erwartungshaltungen ☐

irreale Vorstellungen ☐

alte Denkmuster, die immer wieder
    reproduziert werden ☐

primär vergangenheitsorientiertes Denken ☐

Autoritätsgläubigkeit ☐

Gurugläubigkeit ☐

Konkurrenzdenken ☐

Übernahme von Massenmeinungen ☐

subalternes Denken ☐

Glaube an gängige Moral und Konvention ☐

strenges Überich ☐

Denkhaltungen des Herkunftsmilieus ☐

Denkhaltungen der sozialen Schicht, der
    man angehört ☐

Ersatzgefühle

Nachfolgende Übersicht (siehe die Seiten 54 und 55) zeigt den Zusammenhang auf zwischen defizitären Anlagen einerseits sowie minus- und plusgepolten Gefühlen andererseits. Sie erleichtert die Unterscheidung zwischen realen und irrealen Gefühlen.

Da es sich bei den minusgepolten Gefühlen um Gefühlsreaktionen handelt, also um Gefühle, die nicht von vornherein vorhanden sind, sondern erst durch Defizite und Hemmungen entstehen, kann man dabei von passiven Auslebensformen ursprünglich realer Gefühle sprechen.

Wer etwa seine eigene Identität gefunden hat und diese auch in seiner Umgebung oder seinem Beruf leben kann, fühlt sich geborgen. Ist er dazu nicht imstande, entsteht anstelle des Gefühls der Geborgenheit das Gefühl der Ungeborgenheit. Viele Menschen verbringen ihr ganzes Leben primär damit, gefühlsmäßig immer nur auf Vorgegebenes, also auf bestimmte äußere Situationen, zu reagieren.

Wenn z.B. jemand eine Person wegen ihres Reichtums beneidet, so ist dieser Neid der Ersatz dafür, dass der Betreffende nicht selbst seine wirtschaftlichen Fähigkeiten ausgebildet hat und einsetzen kann.

Solche Gefühle wären nun nicht weiter schlimm, wenn sie nicht die unangenehme Eigenschaft hätten, entsprechende körperliche Reaktionen, das heißt psychosomatische Krankheiten zu erzeugen.

So ist z.B. Angst, wie jedes Gefühl, immer ein psychosomatisches Gesamtgeschehen, kann also nie isoliert, das heißt ohne gleichzeitige körperliche Reaktionen, in Erscheinung treten.

Sie ist neben dem subjektiven Angsterlebnis von vielgestal-

| Defizitäre Anlage | Irreale Gefühle | | Reale Gefühle |
	Minusgepolte Gefühle	Plusgepolte Gefühle	
Defizit an Durchsetzungsfähigkeit	Gefühl von Ärger	Zorn, Aggression	Gefühl von Kraft und Vitalität; Gefühl, energetisch aufgeladen zu sein
Defizit an Eigenwert und wirtschaftlichen Fähigkeiten	Minderwertigkeitsgefühl; Gefühl von Neid	Prestigegefühl	Gefühl, wertlos zu sein
Defizit an Ausdrucksfähigkeit, an intellektuellen Fähigkeiten und an Lernfähigkeit	Gefühl der Beengung; Gefühl, dumm zu sein	Gefühl, sich besser als andere ausdrücken zu können; Gefühl, intelligenter als andere zu sein	Gefühl, einen freien Aktionsradius zu haben; Gefühl, alles verstehen zu können, wenn man es verstehen will
Defizit an der eigenen Identität und an Geborgenheit	depressive Gefühle (in Extremform: Melancholie); sich ungeborgen fühlen	Hochgefühle (in Extremform: Manie); mütterliche Gefühle (im S. von gluckenhaftem Bemuttern)	Identitätsgefühl
Defizit an Selbstverwirklichung, an Handlungsfähigkeit	Hass	Stolz	Gefühl, selbstbewusst zu sein
Defizit an der Fähigkeit, sein eigenes Wesen zu zeigen	Gefühl der Abhängigkeit	Gefühl, angepasst, anständig zu sein	Gefühl, körperlich und seelisch sauber zu sein
Defizit, Schönes und Ästhetisches zu schaffen	Ekelgefühle	Gefühl, schöner und geschmackvoller als andere zu sein	Gefühl, schön zu sein

| Defizitäre Anlage | Irreale Gefühle | | Reale Gefühle |
	Minusgepolte Gefühle	Plusgepolte Gefühle	
Defizit an Harmonie	Disharmonie; gefühl der Dissonanz	(kompensatorisches) Harmoniegefühl	Harmonie; Zufriedenheit
Defizit, nach eigenem Konzept und nach eigenen Vorstellungen zu leben	Gefühl von Ohnmacht; Gefühl, unter Druck zu stehen	Macht	Gefühl, sich seiner selbst mächtig zu sein, Macht über sich selbst zu haben
Defizit an Sinnfindung	Gefühl der Sinnlosigkeit	Gefühl, Sinn gefunden zu haben (und ihn auch anderen vermitteln zu müssen)	Gefühl, einen Sinn zu haben
Defizit an eigenen Lebensrechten	Schuldgefühle; Schamgefühle	(neurotisches) Gefühl, ständig im Recht zu sein; (neurotisches) Verantwortungsgefühl	reales Rechtsgefühl; reales Verantwortungsgefühl
Defizit an Freiheit und Unabhängigkeit, an Abwechslung	Gefühl der Unfreiheit; Gefühl von Nervosität, Aufregung und Unruhe; Spannungsgefühl	Überlegenheitsgefühl	Gefühl, frei und unabhängig zu sein
Defizit in der Fähigkeit, Hintergründe aufzudecken, alte Maßstäbe und Ideale aufzulösen und Alternativen zu entwickeln	Angst; Unsicherheit; Schwäche	Zuversicht; Hoffnung; Sehnsucht	reale Hoffnung; Vertrauen; Ganzheitsgefühl

tigen körperlichen Veränderungen begleitet, die etwa den Kreislauf in Form von Pulsbeschleunigung, Blutdruckerhöhung und Hautdurchblutung, die Atmung, die Schweißdrüsen, die Magen-Darm-Tätigkeit, den Tonus der Muskulatur oder das Blasensystem betreffen.

So betrachtet wird auch klar, dass permanenter Ärger z.B. Entzündungen verursachen, dass jedes Gefühl, unter Druck oder Zwang zu stehen, auf der körperlichen Ebene Spasmen (Verkrampfungen) erzeugen kann und dass mit dem Gefühl von Unruhe und Spannung Unfälle und Nervenleiden einhergehen können. Man könnte sogar so weit gehen, die Krankheiten nach psychosomatischen Kriterien einzuteilen, z.B. in solche, die durch Druck, Erwartungshaltungen, Hektik, Traurigkeit, Sehnsucht, Depression, Überforderung, Schein, Angst, Hass, Ärger oder Zwang entstehen.

Unglücklicherweise haben aber Gefühle nicht nur körperliche Auswirkungen, *sondern sie beeinflussen auch den Mechanismus der Anziehung von Partnern, Mitmenschen und Umweltsituationen,* der vom Unbewussten her gesteuert wird. Das Unbewusste macht also nicht nur krank oder gesund, sondern wirkt auch über den Projektionsmechanismus in der Außenwelt. Es zieht genau das im Äußeren an, was einem im Inneren entspricht, womit man eine innere Affinität (Wesensverwandtschaft) hat. Aus einem bestimmten Gefühl heraus sucht man eine bestimmte Umweltsituation auf, und weil diese Umweltsituation vorherrscht, hat man wiederum das Gefühl, das die Situation erwirkt hat.

Viele Menschen haben eines oder mehrere der irrealen Gefühle zu ihrem »Lieblingsgefühl« erklärt.

Lieblingsgefühl nennen wir das Gefühl, das vom Betreffenden am meisten gehätschelt und gepflegt wird. Einige haben den Ärger als Lieblingsgefühl gewählt, andere den so genannten Stress. Dieses Gefühl macht zwar krank, hebt jedoch den Eigenwert, da es in unserer Gesellschaft »in« ist, gestresst zu sein. Wieder andere ziehen eine Kombination von

Gefühlen vor und leben z.B. ein Leben, das sich primär als Wechsel der Gefühle von Unterlegenheit und Überlegenheit abspielt. Man kann aber auch eine Mischung aus Depression, Abhängigkeit und Angst leben oder eine Mischung aus Prestige, »Edeltum« und Sehnsucht.

Fest steht, dass die meisten Menschen sich bedingt durch minus- oder pluspolige Gefühle in irrealen Bezügen aufhalten und deshalb echtes Glück oder wirkliche Lebensqualität nicht erwirken.

Mit Ärger, Hass, Depression, Neid, Nervosität, Angst, mit Aggression, Prestige, Stolz, Anstand, Rechthaberei und Überlegenheit als Lebensgefühl lebt man auf einem Nebenfeld des Seins. Man lebt nur ein Reaktionsmuster, ein Ersatzleben, ein Scheinleben.

Bleiben wir noch einen Moment bei dem Gefühl des Ärgers. Die alte Gesundheitsregel »Wer sich abreagiert, seinen Gefühlen freien Lauf lässt, kann damit sein seelisches Gleichgewicht halten« hat eine gefährliche Kehrseite. US-Wissenschaftler fanden heraus, dass Menschen, denen häufig der Kragen platzt, ein doppelt so hohes Risiko für einen Herzinfarkt haben wie diejenigen, die sich beherrschen. Aber auch das Gegenteil ist ungesund: Wer seinen Ärger ständig hinunterschluckt, muss mit erhöhtem Blutdruck rechnen.

Aber auch die Stimmung, die in einer Familie vorherrscht, kann krank machen oder einen Großteil der Lebensenergie entziehen. Was ist der Unterschied zwischen Gefühl und Stimmung? Mit dem Begriff Gefühl verbindet sich vor allem die Empfindung eines aktuellen, kurzfristigen Erlebens. Bleibt ein Gefühl jedoch während längerer Zeit unverändert bestehen, so spricht man von Stimmung.

In vielen Familien herrscht über größere Zeiträume hinweg eine besondere Stimmung, die als Grundstimmung der Familie bezeichnet werden kann. Bei Kindern besteht die Tendenz, später in ihrem Leben diese Grundstimmung der Herkunftsfamilie unbewusst zu wiederholen (Wiederholungszwang). Ob aggressive Grundhaltung, vornehmer Dünkel (nach dem Motto: Wir sind etwas Besseres!), sterile Atmosphäre, Depression, Traurigkeit oder freundliche, humorvolle, harmonische Stimmungslage – all dies wird häufig wie unter einem inneren Zwang wieder und wieder erzeugt. Liiert man sich dann später mit einem Partner, ist entscheidend, wessen Stimmungslage sich durchsetzt. Sehr häufig kommt es jedoch zu einer Mixtur beider Stimmungslagen, die für das körperliche Befinden der Partner von ausschlaggebender Bedeutung ist.

So kann es zu einer Somatisierung der Grundstimmung einer Beziehung kommen, wenn ständig »dicke Luft« im Wohnzimmer vorherrscht, wenn die Atmosphäre von Streit und Hass geprägt ist oder von stickiger Moral, Prüderie und Scheinharmonie. Dazu kommt, dass sich diese Grundstimmung in den verschiedenen Lebensphasen schlagartig oder allmählich verändern kann.

Geraldine S., eine 27-jährige Sekretärin, war meist in heiterer Grundstimmung – bis zu dem Tag, an dem sie in ihrer Firma in eine andere Abteilung versetzt wurde. Ihr neuer Arbeitsplatz brachte ihr fast nur Verdruss. So stand dort ständig die unterschwellige Erwartung im Raum, »freiwillig« Überstunden zu machen. Als Folge der unguten Atmosphäre im Büro, der vielen Arbeit und der wenigen Freizeit verwandelte sich ihre frühere positive Grundstimmung in permanenten Frust. Diese Stimmungslage wurde schließlich in Form eines Gehörsturzes somatisiert. Schwierig ist auch, dass jede Somatisierung die ohnehin bereits gedrückte Stimmungslage zusätzlich verstärkt. Zuerst führt die schlechte Stimmungslage zur Krankheit, dann verstärkt die Krankheit die negative Seelenschwingung. Diese ungünstige Stimmungslage wiederum beeinflusst alle anderen Lebensbereiche, sodass es für einen Kranken nicht einfach ist, diesem Circulus vitiosus zu entrinnen. Dabei ist es hilfreich, sich folgende Fragen zu stellen:

Welche Grundstimmung herrschte in meinem Elternhaus? Reproduziere ich diese Stimmung in meinem jetzigen Leben? Welche Stimmung verbreitet mein Partner? Welche Stimmung herrscht an meinem Arbeitsplatz und in meinem Wohnort vor? Welches Lebensgefühl, welche Grundstimmung war vor und nach dem Ausbruch meiner Erkrankung vorhanden?

Checkliste

Gefühlswelt: Welche Gefühle belasten mich am meisten?

Aggression ☐
Wut ☐
Neid ☐
Minderwertigkeitsgefühle ☐
Beengungsgefühle ☐
Depression ☐
Hass ☐
Stolz ☐
Gefühl der Unsauberkeit ☐
Ekelgefühle ☐
Gefühl der Disharmonie ☐
Ohnmachtsgefühle ☐
Gefühl, unter Druck zu stehen ☐
Zeitdruck ☐
Gefühl der Sinnlosigkeit ☐
Schuldgefühle ☐
Stress ☐
Angst ☐

»Wir lieben Menschen, die frei heraus sagen, was sie denken.
Vorausgesetzt, sie denken dasselbe wie wir.«
(Mark Twain)

Nur echte Beziehungen geben Kraft, Beziehungen zu Scheinwelten schwächen

Beziehung bedeutet, dass man zu einem anderen Menschen einen Bezug herstellt, dass man sich auf die psychische Welt des anderen beziehen kann, dass da Bezugspunkte vorhanden sind.

Günstig wäre es, zu demselben seelisch-geistigen »Biotop« zu gehören.

Machen wir kurz einen Ausflug in die Ökologie, um zu prüfen, ob die Erkenntnisse auf diesem Gebiet auf menschliche Beziehungen übertragen werden können.

Biotopzugehörigkeit: Erst die Kenntnis der Lebensweise und Lebensansprüche der verschiedenen Organismen in einem Ökosystem zeigt deren unterschiedliche Bedeutung für dieses. Bei jeder Artenliste, die man von einem bestimmten Biotop erhält, muss daher zunächst eine Sichtung nach vier qualitativen Kategorien erfolgen.

1. Biotopeigene Arten: Sie sind im Biotop bodenständig, entwickeln und vermehren sich dort.
2. Besucher: Arten, die nur zeitweise, aber zielstrebig von anderen Biotopen her wegen Nahrung, Rastplatz, Versteck oder Winterquartier eindringen – oder auch viele Blütenbesucher, die anderswo leben.
3. Nachbarn: Arten, die infolge ihrer Ausbreitungstendenz zufällig und vorübergehend, doch mehr oder weniger re-

gelmäßig aus benachbarten Lebensräumen kommen, ohne sich im neuen Biotop fortzupflanzen.

4. Durchzügler und Irrgäste: Arten, die aus weit entfernten und oft ganz andersartigen Lebensstätten in einen ihnen fremden Biotop geraten. Beispiele hierfür sind Invasionsvögel, Zugvögel auf der Rast, vom Wind verwehte Kleinorganismen, die nicht lange Fuß fassen können.

Nehmen wir einmal an, eine Frau lebt in einem ganz bestimmten seelisch-geistigen »Biotop«, d. h. in einer Welt mit spezifischen Empfindungsmustern und Denkhaltungen und lernt einen neuen potentiellen Partner kennen. Ob daraus eine längerfristige Beziehung wird, hängt entscheidend davon ab, welcher Kategorie der neue Partner angehört. Ist er nur »Durchzügler« oder »Irrgast«, wird es nur zu einem One-Night-Stand kommen. Handelt es sich bei ihm um einen Menschen, dessen Welt zu der Welt der Frau benachbart ist, taucht er zwar immer wieder bei ihr auf, aber die Beziehung wird eher einen freundschaftlichen Charakter haben. Die beiden Menschen berühren sich nicht wirklich in der Tiefe ihrer Seele.

Ist der neue Mann ein »Besucher«, glaubt die Frau vielleicht schon ihre große Liebe gefunden zu haben. Doch ein »Besucher« kommt nur für schöne Stunden zu Besuch und geht dann wieder. Und unter Umständen macht er auch noch woanders Besuche, ehe er wieder in der Welt dieser Frau erscheint.

Erst wenn die seelisch-geistige Welt des potentiellen neuen Partners zu dem seelisch-geistigen Biotop der Frau passt, wenn beide Welten kompatibel sind, wenn Mann und Frau sich gegenseitig nützen und sich auf der körperlichen, seelischen und geistigen Ebene gegenseitig zu befruchten vermögen, wenn sie zusammen mehr Energie und Power haben, mehr erreichen können, mehr Glück und Erfolg im Leben empfinden als allein, erst dann ist die Basis für eine tragfähige, längerfristige Beziehung geschaffen.

Zunächst meint man gewöhnlich, dass es nicht so schwierig sein kann, einen wirklich passenden Partner für sich zu finden, wenn da nicht zwei Phänome in der menschlichen Gesellschaft eine besondere Rolle spielen würde: die Kollektivneurose und die jeweilige individuelle Neurose. Eine Neurose ist gekennzeichnet durch die Abwehrhaltung gegenüber der Ausbildung von Anlagen und Fähigkeiten. Sie tendiert zum Ersatz und zum Schein. Daher erliegt man in der Kollektivneurose nicht selten Täuschungen, insbesondere bei der Partnerwahl. Der andere ist nämlich oft gar nicht so, wie er sich gibt oder wie man sich ihn vorgestellt hat.

Insofern kommt es sehr häufig vor, dass man es mit verschiedenen unwirklichen oder unverwirklichten Welten anderer Menschen zu tun hat, wenn man mit diesen in Beziehung tritt.

So kann man in Beziehung treten:

a) **zu einer Idealwelt eines anderen**, der so tut, als ob er fast sämtliche Ideale der Kollektivneurose wie hohe Bildung, Reichtum, Macht und Erfolg schon erreicht hätte. Oder zu der Welt eines Mannes, der ein bestimmtes Ideal wie das Karriereideal anstrebt (er spielt z.B. die Rolle des gestressten Managers) oder zu der einer Frau, die das Mutterideal überdimensioniert auslebt (sie übernimmt dabei die Rolle der fürsorglichen Mutter).

Wenn also der Betreffende substanziell nicht tatsächlich so ist, wie er vorgibt, ist es sehr schwierig für seinen Partner, mit ihm eine echte Beziehung aufzunehmen. Der Partner tritt ja in unserem Beispiel nur in Beziehung zum »Ideal-Ich« des anderen und nicht zu dessen wirklicher Natur, zu dessen wirklichem Wesen.

b) **zu einer Projektionswelt eines anderen.** Auch hier ist es schwierig, das wahre Wesen des anderen zu erfassen. Wie soll dies möglich sein, wenn der Betreffende seine Anlagen und Energien nicht selbst lebt, sondern sie auf Personen, Haustiere und Gegenstände seines Umfeldes projiziert? Dazu einige Beispiele: Tanja P. erzählt am liebsten von anderen Personen, also was die gesagt, getan oder erlebt haben. Sie berichtet von ihrem Ehepartner, der als Manager tätig ist (Projektion der eigenen Organisations- und Managementfähigkeiten), von Egon, dem Glückspilz (Projektion der eigenen Glückfähigkeit), von Ute, dem durchtriebenen Luder, die immer wieder die Männer wechselt (Projektion des eigenen Dranges zur Abwechslung), von Gabi, die dauernd in der Welt unterwegs ist (Projektion des eigenen Reisedranges), oder von Detlef, dem Tausendsassa, der jedes technische Problem, sei es auch noch so kompliziert, gleichsam im Handumdrehen lösen kann (Projektion der eigenen technischen und handwerklichen Fähigkeiten). Vielleicht erzählt sie auch von ihrem Hund Hasso oder von ihrer Katze Minusch. Oder sie hat eigene libidinöse Anteile auf ihren antiken Schrank projiziert. Wie ist es möglich, zu einer solchen Projektionswelt in Beziehung zu treten? Man könnte sie natürlich fragen: »Wie geht es deinem Mann? Was macht deine Freundin Ute? Hat sie schon wieder einen neuen Lover? Wie geht's denn dem Hasso?« Doch die entscheidenden Fragen, die sich hier stellen, sind: Wo ist Tanja selbst geblieben? Wer ist sie eigentlich selbst? Was fühlt sie, was denkt sie, welche Wünsche und Ziele hat sie?

c) **zu einer somatisierten Welt eines anderen.** Wer seine Anlagen und Energien weder real noch neurotisch ausleben kann, läuft Gefahr, mit dem Abwehr- und Anpassungsmechanismus der Somatisierung Bekanntschaft zu machen. Seine Energien werden dabei unbewusst auf Organe und Organsysteme projiziert und dort als Krankheit ausgetragen. Lebt der Partner in einer solchen somatisierten Welt, kann man immer nur fragen: »Wie geht es deinen Kopfschmerzen? Was macht deine Galle? Ist dein Stuhlgang in Ordnung?«

d) **zu einer »gemischten« Welt eines anderen.** Als »gemischt« kann eine Welt bezeichnet werden, bei der Teile im Ideal-Ich gebunden sind, andere Teile projiziert und wieder andere somatisiert wurden. Nur wer differenzieren kann, welche Anteile auf welche Weise kanalisiert wurden, kann die gemischte Welt des anderen verstehen und vielleicht sogar erreichen. Er kommt dann zwar gut beim anderen an, aber von einer wirklichen Beziehung kann man auch hier nicht sprechen.

e) **zu einer »klein karierten« Welt eines anderen.** Manche Menschen haben die meisten ihrer wertvollen Anlagen und Fähigkeiten* – aus welchen Gründen auch immer – nicht entwickeln können. Ihr Leben spielt sich daher auf einer sehr banalen und trivialen Ebene ab. Wichtige und wesentliche Dinge werden dabei so gut wie nie angesprochen. In einer solchen Welt geht es fast den ganzen Tag um Dinge, die für andere kaum erwähnenswert sind, z.B. um folgende Fragen und Gedanken: »Was ziehe ich heute für eine Bluse an? Gestern habe ich eine Hose gesehen, die in demselben Blau war wie der Mantel von Tante Elsa, den sie zu Allerheiligen auf dem Friedhof getragen hat. Soll ich jetzt noch einen Pudding essen oder nicht? Jetzt muss ich nachschauen, wie lange ich noch Zeit habe für die Anmeldung zum nächsten TÜV. Mich juckt plötzlich das rechte Bein! Warum juckt es mich ausgerechnet da? Warum nur das rechte und nicht das linke?« Auch hier hat der Einzelne kaum eine Möglichkeit, mit einer solchen Welt in Kontakt zu treten. Was soll man auch dazu noch sagen? Man kann höchstens in dasselbe Horn blasen und z.B. erzählen, was

---

* siehe Anhang

man im Urlaub vor acht Jahren gegessen hat: »Du weißt schon, da in dem einen Ort auf Mallorca!« Oder: »Und übrigens hatte ich gestern gleich zwei Laufmaschen in meiner Strumpfhose. Komisch, manche Strumpfhosen halten ewig, andere sind sofort kaputt, obwohl es dieselbe Marke ist.«

f) **zu einer Wahnwelt eines anderen.** Viele haben sich einer Sache total verschrieben. Sie sind auf diesem Gebiet so fanatisch, dass in ihrem Leben kein anderes Thema mehr Platz hat. Was auch immer man mit den Betreffenden besprechen will, sie finden immer wieder die Kurve zu »ihrem« Thema. Dies kann in Extremfällen so weit gehen, dass bereits gewisse paranoide Züge erkennbar werden. Es gibt Menschen, die fast ausschließlich nur über Ernährung sprechen (z.B. fanatische Vegetarier) oder die einen Guru oder Meister so aufs Podest heben, dass man sich selbst via psychischer Infektion ebenso nur noch in diesem »Guru-Delirium« befindet.

g) **zu einer gänzlich anders gearteten Welt eines anderen.** Eine solche Welt, die völlig anders geartet ist als die eigene, ist nicht zwangsläufig neurotisch. Man sollte sich aber fragen, ob es einem überhaupt möglich ist, sich in diese Welt des anderen einzufühlen und hineinzuversetzen. Und wenn ja, ob man dazu auch Lust hat und ob man damit leben kann, dass umgekehrt der andere sich vielleicht nicht die Mühe macht, sich auch seinerseits in die Welt von einem selbst einzufühlen. Besonders schwierig ist etwa die Konstellation, bei der im übertragenen Sinne eine Hausstaubmilbe und eine Giraffe zusammenkommen. Die Hausstaubmilbe hat im Lebensraum der Giraffe nichts verloren, und die Giraffe kommt so gut wie nie mit einer Wohnung, dem Lebensraum einer Hausstaubmilbe, in Berührung. Wie ist es dann zu erklären, dass es dennoch – übrigens gar nicht so selten – zu solchen und ähnlichen

Konstellationen kommt? Wenn die Partnerwahl eines Mannes durch die Fixierung auf bestimmte weibliche Körpermerkmale (wie Busen, Beine, Po usw.) bestimmt wurde oder eine Frau einen Mann primär wegen finanzieller Absicherung oder aufgrund seines Status oder Prestiges gewählt hat, werden etwaige seelisch-geistige Inkongruenzen oft verdrängt. Diese Verdrängungen kommen aber im Laufe der Zeit immer mehr ans Licht und führen schließlich meist zu Trennung oder Scheidung.

h) **zu einer Welt der subjektiven innerseelischen Spannungen und Konflikte eines anderen.** Bianca J. (32) hat – von außen betrachtet – ein wunderschönes Leben, um das sie viele beneiden. Aufgrund eines Millionenerbes braucht sie nichts zu arbeiten, sie fährt ein chices Auto, zahlt keine Miete und last, not least hat ihr die Natur ein attraktives Äußeres geschenkt. Wo auch immer sie auftaucht, stößt sie auf offene Türen, Freundinnen buhlen um ihre Gunst und sie hat unzählige Chancen bei Männern. Sie selbst aber empfindet das alles ganz anders. Ständig fühlt sie sich ungerecht behandelt, total überfordert und gestresst. Sie ist der festen Überzeugung, dass andere Menschen ihr permanent übel mitspielen. Entsprechend ihrer innerseelischen Spannungen und Konflikte filtriert sie aus allem das Negative heraus und hält dieses für die Realität. Deshalb glaubt sie, von ihren Mitmenschen eingeengt, dominiert, verraten, getäuscht und ausgenutzt zu werden. Wie ihre Freunde, Bekannten oder Nachbarn jedoch einstimmig berichten, ist es gerade umgekehrt. Bianca ruft bei anderen Menschen nur an, wenn sie etwas von ihnen will, wenn sie z.B. deren Hilfe bei irgendwelchen Problemen oder Aktionen braucht. Hätten sie selbst aber einmal Bianca um einen Gefallen gebeten – was selten genug vorkam – , wäre sie jedes Mal kurz angebunden gewesen und hätte sie brüsk abgewimmelt. Menschen wie Bianca gibt es viele. Es ist fast aussichtslos, diese davon zu überzeugen, dass ihre Spannungen und Konflikte nicht wirklich existent, sondern nur eingebildet sind. Dauernd sind sie kampfbereit, obwohl ihnen niemand schaden oder sie angreifen will, sie fühlen sich ständig hintergangen, obwohl fast nie jemand etwas gegen sie im Schilde geführt hat, oder haben ständig das Gefühl, zurückgesetzt zu werden, obwohl ihnen keiner einen Grund dazu gibt. Die Betreffenden nehmen die Realität völlig verzerrt wahr. Ihre subjektive Wirklichkeit unterscheidet sich oft gänzlich von der objektiven. Halten wir fest: Es ist praktisch unmöglich, mit einer solchen Welt eine Beziehung einzugehen. Nur schemenhaft tauchen im Nebel einer solchen Wahrnehmungstrübung reale Bezugspunkte auf, die meist schnell wieder aus dem Blickfeld verschwinden.

Was hat das alles mit dem eigenen Energiesystem und dem Alterungsprozess zu tun?

Wenn man sich vor Augen führt, wie sich jemand fühlt, wenn er versucht, mit der einen oder anderen Scheinwelt in Beziehung zu treten, wird klar, dass ein solches Unterfangen ungemein viel Kraft kostet. Und das nicht nur, wenn es ihm gelungen ist, seine ureigene Identität zu verwirklichen und sich daher mehr in der Wirklichkeit des Seins befindet, sondern auch wenn er selbst in einer der oben geschilderten unwirklichen oder unverwirklichten Welt lebt: denn zwei Scheinwelten ergeben nicht die Wirklichkeit, sondern verstärken sich gegenseitig. Es ist ungemein frustrierend, seinen Partner wesensmäßig nicht berühren, nicht wirklich mit ihm in Beziehung treten zu können und keinerlei Verstärkung von ihm zu bekommen. Man mag vielleicht Sex miteinander haben und körperliche Nähe spüren, doch wenn man seelisch-geistig zu weit voneinander entfernt ist, kann keine echte Erfüllung erlebt werden.

Nach unzähligen vergeblichen Versuchen, eine Annäherung an seinen Partner zu erreichen, unter Umständen über Wochen, Monate über Jahre und Jahrzehnte hinweg, wird man seelisch regelrecht zermürbt. Man fühlt sich in seiner Beziehung ausgebrannt, unverstanden und allein gelassen, man versinkt in einem Gefühl unendlicher Einsamkeit. Die Erkenntnis, nicht die geringste Chance auf eine Partnerschaft im wirklichen Sinn zu haben, kann zu dumpfer Resignation und tiefen Depressionen führen.

Manche können solche Gefühle nicht ertragen, daher machen sie sich und ihrer Umgebung etwas vor. Sie tun z.B. so, als ob ihre Beziehung intakt wäre und präsentieren sich in der Öffentlichkeit als harmonisches, glückliches Paar. Oft werden sie sogar um ihr scheinbares Glück beneidet; kaum jemand ahnt, dass sie nur nebeneinander herleben.

Dann gibt es einige Menschen, die einfach an der Scheinwelt ihres Partners partizipieren. Der eine »onaniert« in seiner seelisch-geistigen Welt, der andere schaut ihm dabei zu. Meist ist es so, dass in einer Beziehung einer seine Welt durchsetzen kann und der andere sich an diese Welt anpassen muss. Noch lieber wäre es dem Betreffenden, wenn der andere seine Welt bewundern und verehren würde. Im Grunde genommen bleiben so beide auf der Strecke. Der eine kommt nicht zum wirklichen Leben, weil er seine Scheinwelt nie hinterfragt, der andere nicht, weil er in den Prozessen der permanenten Anpassung und Unterordnung all seine Energien verbraucht.

Fazit: Die negativen Gefühle wie Ärger, Aggression, Wut, Hass, Depression, Schuldgefühle, Ohnmacht, Frustration, Stress, Einsamkeit, Traurigkeit usw., die aus all den beschriebenen Beziehungskonstellationen resultieren, machen unglücklich, krank und alt.

So mancher möchte gerne die Jahre oder gar die Jahrzehnte zurückerhalten, in denen er sich in solch unwirklichen Beziehungen aufgehalten hat. Da diese Scheinbeziehungen auch noch äußerst viel Lebenskraft gekostet haben, wird einem dadurch zusätzlich Lebenszeit abgezogen. Ist das nicht irgendwie verrückt und zum Haareausraufen? Nicht nur, dass man während der Dauer irrealer Beziehungen eine ungute Zeit erlebt, man wird obendrein vom Schicksal auch noch dafür bestraft, dass man ein Leben gegen das eigene Leben lebt, dass man es nicht versteht, sein Leben freud- und lustvoll zu gestalten.

Dies berechtigt einen allerdings nicht, seinem Partner die Schuld für sein verfehltes Leben in die Schuhe zu schieben; denn meist hat dieser umgekehrt dieselben Probleme mit einem selbst gehabt. Vielleicht hat auch er versucht, eine Beziehung herzustellen und ist daran ebenso gescheitert.

Energieräuber: Partner und andere Mitmenschen

In einer guten Partnerschaft bringt jeder der beiden Partner eine Fülle von Fähigkeiten und Talenten ein, die das Leben erleichtern und sexuelle, seelische und geistige Reichtümer, die es mit Freude erfüllen und glücklich machen.

Eine Partnerschaft sollte so aussehen, dass sich die Partner dadurch verbessern, dass sie zusammen stärker werden, mehr in der Welt bewegen können, mehr zustande bringen, mehr Effizienz aufweisen. Dabei ist es wichtig, dass jeder zunächst mit seinem eigenen »Unternehmen Menschsein« gut zurechtkommt, ehe er imstande ist, das gemeinsame »Unternehmen Partnerschaft« zu fördern und zu befruchten. Er muss also zuerst in seinem eigenen Unternehmen gute »Umsätze« machen, das heißt Zufriedenheit, Glück und Erfolg erreichen bzw. fähig sein, sich selbst auszugleichen, bevor er hoffen kann, zumindest teilweise auch vom Partner ausgeglichen zu werden.

Jede Paarbeziehung sollte eine lebensbereichernde Gemeinschaft sein und die Verstärkung der eigenen Kraft zur Folge haben, sollte verbunden sein mit Zeit- und Energieersparnis und dadurch mit längerem Leben.

Doch vielfach wird heute Partnerschaft gerade mit dem Gegenteil assoziiert. Die Antithese lautet: Partnerschaft bedeutet Lebensverarmung, bedeutet ärmer zu werden an Besitz, Geld, Zeit, Energie, Konzentration sowie an Kraft zu konstruktivem Handeln. Die Lebensverarmung tritt ein durch Zurückstellung der eigenen Bedürfnisse zugunsten der Bedürfnisse des Partners, durch die ständige Anpassung an den Partner, durch die Verleugnung des eigenen Lebens, durch den Verlust an eigener Lebenszeit, der durch den Partner bedingt sein kann, und vor allem durch Macht, Kontrolle, Unterdrückung und Fremdbestimmung, die häufig in einer Beziehung vorherrschen.

Der Partner fungiert in solchen Fällen als Belastung, Zeiträuber, Stressfaktor und vor allem als »Energiesauger«.

Es stellen sich in diesem Zusammenhang die Fragen, welche Art von Energie der Partner einem raubt und wieso es überhaupt zu einem solchen Energieraub kommen kann.

Hier die Antworten: Wenn der eine seine Energien nicht auslebt, lädt er den anderen dazu ein, diese für sich zu verwenden. Setzt jemand etwa seine Durchsetzungsenergie nicht ein, nimmt sein Partner oder Mitmensch diese Energie auf und saugt sich damit voll. Unter normalen Umständen hätte dieser nur seine ureigene Durchsetzungskraft zur Verfügung, so aber bekommt er einen zusätzlichen »Kick« und seine Energie wird dadurch überdimensioniert.

An dieser überdimensionierten Durchsetzungskraft des Partners kann also der Betreffende ablesen, dass ihm womöglich Energie geraubt wurde und um welche Energie es sich dabei handeln könnte.

Er kann erkennen, dass er seine Durchsetzungsfähigkeit besser entwickeln müsste, damit sich sein Partner oder Mitmensch von dieser Energie nicht mehr speisen bzw. nicht mehr aufplustern kann. Das, was hier exemplarisch mit der Durchsetzungsenergie dargestellt wurde, gilt für jede Art von Energie. So lebt der Revierverletzer von der mangelnden Abgrenzungsenergie der anderen, der Totredner davon, dass seine Partner die Kommunikationsenergie zu wenig einsetzen, der Blender speist sich vom verdrängtem »Licht« seiner Mitmenschen, die dieses unter den Scheffel stellen und dem Maßregler und Richter kommt gelegen, dass sich andere ihrer eigenen Lebensrechte nicht genügend bewusst sind.

Aufgrund dessen ergibt sich folgende Übersicht:

Partner als	raubt einem
Aggressor	die eigene Durchsetzungs-energie
Egoist	Teile des eigenen Ichs
Revierverletzer	die eigene Abgrenzungsenergie
Quasselstrippe oder Totredner	die eigene Kommunikations-energie
Gefühlsegoist (launischer Mitmensch)	die eigene Gefühlsenergie sowie die Möglichkeit, eine eigene Stimmung zu schaffen
Angeber, Blender	das eigene »Licht«, die eigenen Stärken, das eigene Selbstbewusstsein
Nörgler	die Fähigkeit zur Selbstanalyse
Geschmacksdogmatiker	den eigenen Geschmack
Machtmensch (dominanter Mensch)	die Macht über sich selbst, die eigenen Vorstellungen, die eigene Lebensleitlinie
religiöser Fanatiker	den eigenen Lebenssinn
Maßregler oder Richter	die eigenen Rechte
Emanze oder Softie	die Entwicklung und Ausfor-mung der eigenen geschlechts-spezifischen Anlagen
Phantast	die eigene Phantasie

Der Geschmacksdogmatiker
und sein Opfer

Patrizia L. (39) strebte danach, immer und überall als Frau von Format zu erscheinen bzw. zu gelten. Zu diesem Bild gehörte auch, dass sie einen erlesenen Geschmack bewies, der insbesondere in ihrer Kleidung und der Inneneinrichtung ihrer Wohnung zum Ausdruck kam. Sie kaufte teure Stücke von berühmten Designern, um Stil zu dokumentieren und ein exklusives Ambiente zu schaffen. Sie war der festen Meinung, dass sich der Geschmack ihres Ehemanns Paul (42) nicht mit ihrem messen konnte. Dessen Geschmacksempfinden kanzelte sie als kitschig, dilettantisch, ja als geradezu peinlich ab. Hinzu kam, dass ihr Sinn für Schönes sowie ihr Gefühl für Komposition und Farben in ihrem Umfeld sehr geschätzt und bewundert wurden. Paul konnte sich allerdings für ihre »Designer-Klamotten« und die dunkle, vornehm wirkende Wohnungseinrichtung, die für ihn fast Museumscharakter aufwies, überhaupt nicht begeistern. Er wagte aber nicht, seine eigenen Geschmacksvorstellungen zu äußern, geschweige denn durchzusetzen. Nur hin und wieder kaufte er sich Artikel, die seinem Geschmack entsprachen; diese verstaute er heimlich in verschiedene Kisten auf dem Speicher.

Erst als sich Patrizia von ihm scheiden ließ und Paul kurze Zeit später mit Simone, seiner neuen Partnerin, zusammenzog, brachte er die auf dem Speicher deponierten Stücke wieder zum Vorschein. Simone war davon begeistert. All diese Gegenstände kamen in der neuen Wohnung hervorragend zur Geltung. Paul war überglücklich, endlich in Räumen leben zu können, die seinem Verständnis von Ästhetik entsprachen.

Bei Patrizia, der »Geschmacksdogmatikerin«, musste sein Sinn für Schönheit, Formen und Farben leiden. Er hätte bei ihr nie eine Chance gehabt, seinen persönlichen Geschmack geltend zu machen.

Der Machthaber und sein Opfer

So wie Paul auf dem Gebiet des eigenen Geschmacks erging es Katja mit ihren eigenen Vorstellungen. Katja (32) war seit zehn Jahren mit Philipp (38) verheiratet, einem tüchtigen Handwerksmeister mit eigener Firma. Sein Erfolg und die damit verbundene finanzielle Prosperität stiegen Philipp sehr schnell zu Kopf. Er hielt sich für den Nabel der Welt und verursachte durch sein Machtgebaren, dass andere in seiner Gegenwart ängstlich und unsicher wurden. Philipp ließ nur seine Meinung gelten und setzte seine Vorstellungen rigoros durch. Und obwohl Katja auf manchen Gebieten keinerlei Zweifel hatte, dass ihre Meinung richtig war, steckte sie wieder und wieder zurück. Schließlich führte Katja nur noch das aus, was Philipp ihr befahl. Immer seltener entwickelte sie eigene Meinungen und Vorstellungen, zu oft hatte sie die Erfahrung gemacht, dass sie dafür von Philipp nur Hohn und Spott erntete.

Philipp war der klassische »Räuber« auf dem Gebiet von eigener Macht, eigenen Vorstellungen und eigener Lebensleitlinie, Katja stellte das klassische Opfer dar, das ohne echten Widerstand zuließ, dass ihr die entsprechenden Lebensenergien geraubt wurden.

Apropos Opfer! So mancher, der sich opfert, glaubt, damit eine gute Tat zu vollbringen. Er fährt z.B. einen Bekannten, der bei ihm zu Besuch war, noch nachts nach Hause, verrichtet eine Arbeit, die sonst keiner machen will, stellt eigene Bedürfnisse und Ansprüche zurück oder opfert sich für sein Kind auf.

Doch häufig erfährt der sich Aufopfernde für seine guten Taten und Gefälligkeiten weder Dank noch wird er dafür belohnt. Im Gegenteil! Es kommt nicht selten vor – um bei den obigen Beispielen zu bleiben –, dass er dabei etwa in einen Verkehrsunfall verwickelt wird, ihm bei der Arbeit, die er gutmütigerweise erledigt hat, Fehler unterlaufen und er dafür scharf gemaßregelt wird, dass er sich bei dieser Arbeit verletzt, dass sein Kind ihm allen Ernstes vorwirft, er habe sich noch zu wenig um es gekümmert, oder dass es sich zu guter Letzt zu einem kleinen Tyrannen entwickelt.

Wie kann es so etwas geben? Warum wird man für seine Gutmütigkeit und seine guten Taten oft so wenig belohnt oder sogar bestraft? Was läuft da für eine Gesetzmäßigkeit ab?

Die meisten Menschen opfern sich, weil sie eine Norm oder ein Ideal erfüllen, anständig, lieb und brav sein und als »gute« Menschen gelten wollen. Und werden prompt dadurch vermehrt mit »bösen« Menschen konfrontiert, die diese Gutmütigkeit ausnutzen. Nur so passen Schlüssel und Schloss zusammen. Opfer erbringen bedeutet, dass vom eigenen Leben etwas wegkommt, dass Leben, d. h. eigene Bedürfnisse, Ansprüche, Rechte, Energie- und Lebensziele, geopfert werden.

Wer etwas von sich opfert, ist zum Täter an sich selbst geworden! Er fungiert als Täter in der eigenen Innenwelt, in der eigenen Natur und treibt Raubbau an deren Ressourcen. Dieser Raubbau in der Innenwelt zieht magisch Energieräuber in der Außenwelt an. Das, was dem Betroffenen in der Außenwelt angetan wird, hat er sich innen bereits selbst angetan! Der Energieräuber, dem man außen begegnet, ist also nur ein Gleichnis für den Energieraub innen, den man an sich selbst verübt hat. Er kann insofern als Bewusstmacher für das eigene Unbewusste angesehen werden und einem – wenn man die Situation richtig zu deuten vermag – teure Psychotherapiestunden ersparen.

»Was du sagst, verweht im Wind.
Nur, was du tust, schlägt Wurzeln.«
(Karl Heinrich Waggerl)

Der Totredner und sein Opfer

Vielleicht können wir diese Problematik anhand eines Viel-
schwätzers, einer Quasselstrippe, eines Totredners – oder wie
auch immer man diesen Typus Mensch bezeichnen mag – und
seinem Opfer etwas näher beleuchten. Der Vielschwätzer
war entweder als Kind gehemmt im Sprechen, etwa weil er
extrem eingeschüchtert wurde oder weil ihm verboten wurde
zu sprechen, wenn Erwachsene reden. Deshalb kompensiert
er später diese Hemmung durch ständiges, zwanghaftes Reden, um so seiner Umwelt zu zeigen, dass er diese nun abgelegt hat. Diese Kompensation ist für ihn oft wie ein Rausch.
Er ist dann so von sich angetan, dass ihm vor lauter Begeisterung die Augen wässrig werden. Oder er redete schon in jungen Jahren ohne Unterlass, um andere Hemmungen, Probleme und Konflikte in seinem Persönlichkeitssystem zu
unterdrücken, um vom Wesentlichen abzulenken oder häufig
auch, um nichts tun zu müssen. Er versuchte also, mittels
Worten seinen Mangel an Mut, Aktivität und Tatkraft zu
kompensieren, damit er nicht zu handeln brauchte.

Dieser Redekompensator kommt nun mit einem Redege-
hemmten zusammen. Vielleicht wehrt sich Letzterer, als solcher bezeichnet zu werden, weil ihm seine rhetorischen
Schwächen nicht bewusst sind. Er hat im Allgemeinen nicht
den Eindruck, sich in bestimmten Situationen nicht richtig
ausdrücken zu können oder nicht in der Lage zu sein, Dinge,
die ihm wichtig sind, zu artikulieren. Und dennoch fällt er gegenüber dem Redekompensator in die Hemmung.

Der Redekompensator beginnt gewöhnlich das Gespräch und zeigt die Richtung an. Er gibt die Themen vor, über die gesprochen wird, und zwingt den anderen in die Rolle des passiven Zuhörers. Der andere darf höchstens positive Reaktionen zeigen, am besten nur mit dem Kopf nicken, also dessen Ansichten bestätigen, z.B. sagen: »Ja, so ist es!« Während der eine permanent spricht, verliert der andere mehr und mehr den Zugang zu seiner Natur, jedes eigene Gefühl und jeder eigene Gedanke werden im Keim erstickt. Nach der Begegnung mit einem Totredner fühlt sich der Redegehemmte lebend tot, wie erschlagen, ausgelaugt, kräftemäßig ausgepumpt. In dem »Gespräch« wurde ihm eine große Menge Energie geraubt, während der Redekompensator daraus Kraft geschöpft hat und, energetisch aufgetankt, guter Dinge von dannen zieht. Die Zuhörerrolle strengt also gewöhnlich mehr an als die Rolle als Gesprächsführer. Auch hier hat derjenige, der sich überwiegend in die Zuhörerrolle drängen ließ, eine Opferbereitschaft an den Tag gelegt. Vielleicht hat er den anderen aus Anstand reden lassen, vielleicht hörte er auch in sich die Stimme seines Überichs, die ihm zuflüsterte: »Du bist egoistisch, wenn du im Gespräch die Initiative ergreifst und nur über das reden willst, was dich interessiert!« Oder: »Was hast du denn schon zu sagen? Deine Erlebnisse und deine Themen sind unwichtig und banal im Vergleich zu dem, was andere zu sagen haben.«

Der Redegehemmte greift sich also selbst aufgrund erlernter Anstandsregeln mit seinem Überich an, torpediert seine innere Natur mit schweren Geschützen und wundert sich bei alldem noch, dass es ihm während und nach der Begegnung mit dem Vielschwatz seelisch nicht gut geht. Um es nochmals zu betonen: Es geht ihm während des Gesprächs nicht gut und er braucht nach dem Gespräch unter Umständen mehrere Stunden, um sich davon zu erholen.

Als Faustregel gilt: Die Rekonvaleszenz dauert in etwa so lange, wie die ungünstige Einwirkung von außen und die damit synchron verlaufende Selbstsabotage. Man muss sich das einmal vor Augen führen: Hat sich jemand vier Stunden einem Energieräuber ausgesetzt, hat er acht Stunden seiner wertvollen Lebenszeit verloren. Erst nach acht Stunden kann er wieder an den Energielevel anknüpfen, den er vor der Begegnung mit diesem aufwies. Oft dauert die Erholungszeit noch länger, nämlich dann, wenn sich der Betreffende, anstatt alles dafür zu tun, um psychisch wieder zu Kräften zu kommen, sich auch noch darüber ärgert, dass er sich im Gespräch so unterbuttern ließ, dass sein ganzer Tagesplan durch den Raub seiner Energien durcheinander kam, dass er in der Zeit kaum etwas Produktives und Konstruktives erledigen konnte, dass er wichtige Dinge auf den nächsten Tag verschieben musste. Manchmal schmerzt es einen im Nachhinein, wenn man einem anderen die Gesprächsführung überlassen hat, weil man glaubte, er hätte Wichtigeres als man selbst zu sagen, und dann erkennen musste, dass dessen Ausführungen an Banalität und Trivialität kaum zu übertreffen waren.

Viele hadern in solchen Fällen mit sich selbst und sagen: »Hätte ich mich doch selbst mehr eingebracht oder mich besser gegenüber dem Energieräuber abgegrenzt, dann wäre ich nicht in eine so große Zeitnot geraten!«

Und es geht noch weiter! Weil sie zeitlich in Bedrängnis geraten sind, konnten sie verschiedene Dinge nicht mit der nötigen Sorgfalt erledigen, was wiederum neue negative Wirkungen auslöste – eine Kette ohne Ende.

*»Die meisten und schlimmsten Übel,
die der Mensch dem Menschen zugefügt hat,
entsprangen dem felsenfesten Glauben
an die Richtigkeit falscher Überzeugungen.«*
(Bertrand Russell)

Der Rechthaber und sein Opfer

Der Mensch, der zur Rechthaberei neigt, raubt anderen deren Rechte und Eigenverantwortung. Der Rechthaber kompensiert seine aus der Kindheit stammenden Insuffizienzgefühle, indem er versucht, immer und überall Recht zu haben und Recht zu behalten. Es ist für ihn ein Ding der Unmöglichkeit, auch einmal anderen Recht zu geben – selbst wenn diese offensichtlich Recht haben. »Stimmt's oder habe ich recht?« Diese Redewendung hört man in Rechthaberkreisen immer wieder. Durch diese Haltung treibt er seine Mitmenschen in Schuld- und Schamgefühle, in das Gefühl, etwas Unrechtes bzw. ethisch Unsauberes gesagt oder getan zu haben, oft auch dumm und naiv zu sein.

Der Rechthaber hingegen tut so, als befände er sich auf einem sittlich höheren Niveau und hätte die Weisheit für sich gepachtet. Unter der Maske der Vergeistigung, des Gerechtigkeitssinns oder der Wahrhaftigkeit kann er unbeschränkt sein Überlegenheitsbedürfnis befriedigen.

Der Rechthaber ist meist im Besitz verschiedener Waffen, die er, wann immer sich dazu die Gelegenheit bietet, rigoros einsetzt. Er berichtigt oder verbessert das Gesprochene seiner Mitmenschen, verdreht ihnen das Wort im Munde, unterstellt ihnen niedere Motive, greift im Mantel von Unfehlbarkeit und Integrität an und drängt sie in die Nähe von Lügnern, Betrügern, Halunken oder Idioten. Verteidigt sich ein Opfer, ist es erst recht in der Falle; denn der Rechthaber findet aus den Argumenten der Verteidigung wieder neue Anklagen, fühlt sich dadurch erneut in seiner Meinung bestätigt, dass der andere eine unreine Gesinnung hat und voller Makel ist.

Am ungünstigsten ist hierbei die Reaktion des Opfers, wenn es sich aufgrund der ständigen Anschuldigungen zu Aggressionen hinreißen lässt. Ein solches Verhalten betrachtet dann der Rechthaber als endgültigen Beweis dafür, dass es sich bei dem Verteidiger um einen schlechten Menschen handelt; denn sich wehren gegen das »Böse« ist böse, dies war schon von alters her die Devise der Elternrollenspieler und Machthaber.

Dem Rechthaber gelingt es auch deshalb, seine Position permanent aufrechtzuerhalten, weil er sich gegenüber Informationen, die sein Opfer einbringt, verschließt. Er kanzelt all das, was vom anderen kommt, als falsch oder unqualifiziert ab und hält unbeirrt an seiner Linie fest. Er lässt auch meist den anderen nicht ausreden – und wenn er es ausnahmsweise tut, dann hört er ihm nicht oder nur ungenügend zu –, sondern wartet nur darauf, bis er wieder fortfahren kann, den anderen zu entrechten und geistig zu entmündigen.

Er signalisiert ihm: »Was willst denn du schon? Was hast du denn schon zu melden? Es ist eigentlich schade um die Zeit, wenn ich mich hier mit einem Menschen abgebe, der so einen unedlen Charakter hat, so wenig oder falsch informiert und ethisch ›nicht ganz sauber‹ ist.«

Der Launische und sein Opfer

Ein launenhafter Mensch raubt seinem Partner Gefühlsenergie. Er spielt mit ihm »Katz und Maus« und schickt ihn auf diese Weise in ein Wechselbad der Gefühle. Sein Opfer rätselt oft schon zu Beginn der Beziehung: »Habe ich irgendetwas falsch gemacht, habe ich irgendetwas gesagt, das den anderen verletzten könnte? Was ist der Grund, dass sich mein Partner so und nicht anders verhält?« Der Launenhafte reagiert nicht auf seinen Partner, er agiert sich vielmehr aus. Er lebt seinen Gefühlsegoismus, dabei nimmt er keine Rücksicht auf die Empfindungen anderer. Nur seine eigenen Gefühle haben für ihn Bedeutung, die Gefühle anderer kann er entweder nicht wahrnehmen oder er setzt sich einfach über sie hinweg. Der launenhafte Mensch bestimmt die Stimmung z.B. im Wohnzimmer, nur zu oft herrscht da »dicke Luft«. Er ist in Gefühlsangelegenheiten so dominant, dass er seinem Partner keine Gelegenheit gibt, eine eigene seelische Stimmungslage zu entwickeln oder gar die Atmosphäre der Beziehung mitzubestimmen.

Es ist für sein Opfer sehr schwer, sich von ihm abzugrenzen, denn die Stimmung, die der Launenhafte verbreitet, durchströmt die gesamte Wohnung, setzt sich gleichsam an jedem Möbelstück und jedem Gegenstand fest. Hilflos muss sein Opfer abwarten, bis es dem Launenhaften irgendwann wieder besser geht und der Gefühlsterror nachlässt. Das kann oft Tage dauern, in Extremfällen sogar lange, quälende Wochen. Zusätzlich signalisiert der Launenhafte seinem Partner: »Du bist schuld, dass ich mich so schlecht fühle. Mit einem anderen Partner wäre alles viel schöner!« Tatsache ist jedoch, dass es völlig egal ist, wer und was der andere ist oder wie er sich verhält. Der launische Mensch reproduziert immer wieder das gleiche Muster, nämlich am anderen seine Launen auszulassen, ihn dadurch zu quälen und zu beherrschen. »Erdreistet« sich das Opfer, einmal die Situation anzusprechen, gibt es oft massiven Streit und die ungute Stimmung verschärft sich beträchtlich.

In der Zeit, in der die schlechte Stimmung vorherrscht, ist der in Gefühlsangelegenheiten Unterlegene oft wie paralysiert. Er kommt sich vor, als wäre er lebend tot, kann die allgemeinen Dinge des Lebens nur noch apathisch erledigen. Wie in Trance eilt er durch die Straßen, erledigt an seinem Arbeitsplatz seine Aufgaben, gedankenverloren nimmt er seine Mahlzeiten ein. Als seelisch schwer Verwundeter ist er nur noch ein Schatten seiner selbst. Er kommt zu keinem eigenen Fühlen, er ist nicht in der Lage, sein Leben so zu gestalten, dass es erfüllend und lebenswert ist. Der Gefühlsraub trennt ihm quasi den Lebensnerv ab.

Eine besondere Tragik besteht darin, dass auch der Energieräuber letztendlich in seiner Entwicklung nicht weiterkommt. Indem dessen Opfer ihm unbewusst einen Köder in Form eines Lebensenergiebündels präsentiert, wird der Täter in Versuchung geführt. Unbewusst stürzt sich der Energieräuber meist gierig auf das geopferte Stück Leben des anderen und beginnt, es sich einzuverleiben. »Ah!«, sagt sein Unbewusstes. »Hier liegt ein Sonderangebot vor! Hier können wir in Aktion treten. Den können wir angreifen, unterdrücken, fremdbestimmen, manipulieren, dominieren, vereinnahmen, maßregeln, hemmen, verunsichern, täuschen . . .!«

Und in den Akten des Angreifens, des Unterdrückens, des Fremdbestimmens, des Manipulierens, des Dominierens, des Vereinnahmens, des Maßregelns, des Hemmens, des Verunsicherns, des Täuschens verliert sich der Energieräuber selbst aus den Augen. Er kann sich zwar energetisch aufladen, aber er vertut seine wertvolle Lebenszeit für diese Akte anstatt seine eigene Identität zu entdecken und zu leben. Wer seinen eigenen Weg nicht geht und seine ureigenen Ziele nicht verwirklicht, kommt in seinem Leben kaum vorwärts. Da ihm an allen Ecken und Enden immer wieder neue verlockende Angebote zum Energieraub gemacht werden, wähnt er sich im Schlaraffenland. Der Raub wird zu einer Sucht, der er nicht widerstehen kann. In seinem Delirium weiß er gar nicht mehr, wer er ist und wer er werden möchte. Meilenweit von der Wirklichkeit des Lebens entfernt, tanzt er mit seinem Opfer gleichsam auf einem großen Maskenball. Er wird zwangsläufig enttäuscht werden, denn irgendwann kommt auch für ihn die Stunde der Wahrheit. Wenn die Masken abgelegt werden und das wahre Selbst zum Vorschein kommt, steht er mit leeren Händen da.

Betrachten wir noch einmal die Situation des Opfers. Wir haben bereits an anderer Stelle festgestellt, dass es für die Art eines negativen Schicksals darauf ankommt, auf welchem Lebensgebiet der Betreffende eine Schwäche aufweist.

Der Revierverletzer und sein Opfer

Der Verhaltensforscher Desmond Morris schreibt in seinem Buch »Der Mensch, mit dem wir leben«: »Besitz im Sinne von Raum, den man besitzt und der als solcher gekennzeichnet wird, ist eine spezielle Form des Verteilersystems, das Kämpfe eher verhindert, als dass es sie verursacht. Die Errichtung von territorialen Rechten schränkt das Dominanzstreben geografisch ein. Jedes Territorium muss als solches gekennzeichnet werden, damit dieser Schutzmechanismus wirkt. So wie der Hund sein Revier markiert, indem er sein Bein an bestimmten Bäumen hebt und seine ›persönliche Duftnote‹ hinterlässt, so verbreitet auch der Mensch überall in seinem Territorium symbolisch seine persönliche Note.«

Wenn der Territorialinstinkt eines Menschen nicht richtig ausgebildet ist, wenn dieser sein Revier zu wenig beansprucht oder es ihm schwer fällt, seine Grenzen zu markieren und geltend zu machen, spricht man von Abgrenzungsschwäche. Leidet jemand an einer solchen Schwäche, zieht er magisch in der Außenwelt Revierverletzer an. »Ui!«, sagt da der Revierverletzer. »Da hat sich einer nicht richtig abgegrenzt! Da sind Lücken im Zaun! Da können wir reinpreschen und uns das Land unter den Nagel reißen!«

Derjenige, der nicht gewagt hat, seine Grenzen demonstrativ aufzuzeigen, hat auf einmal eine fremde Besatzungsmacht im eigenen Revier. Und eine fremde Besatzungsmacht wieder loszuwerden, ist in der Regel erheblich schwerer, als die eigenen Grenzen von Anfang an so gut abzusichern, dass potentielle Invasoren von vornherein abgeschreckt werden. Der Fremdbesetzer glaubt nach einiger Zeit tatsächlich, dass dieses Land ihm rechtmäßig gehört. Wenn der Abgrenzungsschwache sein eigenes Land zurückerobern will, hat er darum mit erbittertem Widerstand zu rechnen. Der Eindringling ist gewöhnlich nur nach schwersten Kämpfen oder härtesten Verhandlungen bereit, wieder abzuziehen.

Menschen, die an einer Abgrenzungsschwäche leiden, erleben sich in ihrem eigenen seelischen Land als entrechtet und heimatlos, nicht selten fühlen sie sich wie gelähmt. Sie wagen es nicht, anderen zu sagen: »Bis hierher und nicht weiter!« Sie trauen sich nicht, ohne Skrupel Nein zu sagen und andere in ihre Schranken zu weisen. So erging es auch Herbert T., einem sehr erfolgreichen Manager, der für sich und seine Frau Barbara in einer vornehmen Hamburger Wohngegend eine Luxusvilla mit 320 qm Wohnfläche erstellen ließ. Seiner Partnerin war Herbert regelrecht hörig. Geschickt verstand es Barbara, ihn sexuell von ihr abhängig zu machen. Darüber hinaus drängte sie ihn auch noch immer mehr in die Rolle eines »seelischen Masochisten«. Barbara bestimmte alles: den Grundriss des gemeinsamen Hauses, die Wohnungseinrichtung, welches Personal eingestellt wurde und sogar, wie Herbert sich zu verhalten hatte, also was er wo sagen durfte, wie er Auto fahren sollte, mit wem er privat verkehren durfte und mit wem nicht . . .

Schon bald betrachtete sie das ganze Haus als ihr persönliches Revier und so hinterließ sie überall ihre »Duftmarken«. Herbert hingegen ließ sich immer weiter einengen. Sogar in seinem Arbeitszimmer hatte Barbara ihre Utensilien deponiert. Eines Tages wurde Herbert so weit zurückgetrieben, dass er nur noch eine Tasse sein Eigen nennen durfte, auf der mit großen Lettern »Herbert« stand.

Immerhin konnte Herbert beruflich einen Ausgleich für seine unangenehme partnerschaftliche Situation schaffen, sonst wäre es ihm noch schlechter gegangen. Manche Menschen weisen gleich an mehreren Stellen ihres Persönlichkeitssystems Defizite auf. Aus diesem Grund ziehen sie häufig Räuber multipler Energien als Partner an. Wenn jemand z.B. in seinen Gefühlen verunsichert ist, an Schuldgefühlen leidet und keine Ordnung halten kann, besteht eine hohe Wahrscheinlichkeit, dass er an einen launischen, rechthaberischen Ordnungsfanatiker gerät, der ihm das Leben zur Hölle macht.

Noch etwas muss bei dem komplementären Verhältnis zwischen einem Energieräuber und seinem Opfer geklärt werden: das Phänomen Liebe. Wie ist es möglich, dass das Opfer so oft seinen Peiniger inniglich liebt? Die Antwort liegt auf der Hand: weil der Energieräuber den entgegengesetzten Pol darstellt. Und ungleiche Pole ziehen sich an. Man liebt das, was einen ausgleicht und sei der Ausgleich auch noch so pervertiert, krankhaft und schmerzvoll. So kommt es, dass der Unterdrückte bewusst oder unbewusst seinen Unterdrücker liebt, der Bescheidene den Prahler, der Co-Alkoholiker den Trunksüchtigen, der Abgrenzungsschwache den Verletzer seines Reviers, der in seiner Männlichkeit Verunsicherte die militante Feministin.

Nur durch den anderen Pol empfindet man sich als Ganzheit. Obwohl man leidet, bleibt man oft lange bei seinem Quäler, weil man keine Alternative sieht.

Und der Quälgeist? Wie ist es um seine Liebe bestellt? Auch er liebt sein Opfer, wenngleich er sich gewöhnlich in der Illusion wiegt, von jenem nicht abhängig zu sein. Daher ist seine Liebe – im Gegensatz zur Liebe seines Opfers – nicht schmachtend und verzehrend. Oft merkt der Betreffende erst, wenn die Beziehung zu Ende ist, wie stark er an sein Opfer gebunden war. Für einen Neuanfang ist es dann meistens zu spät. Seine Liebesbeteuerungen sind nur noch in den Wind gesprochen, denn sein ehemaliges Opfer empfindet meist nur noch Verachtung für ihn oder hat sich womöglich schon längst einen neuen Energieräuber angelacht, von dem es glaubt, dass dieser es besser behandelt.

Die zehn Erkennungsmerkmale einer Opferrolle

Jeder Energieräuber gibt unbewusst Fingerzeige, welche Anlage vom Beraubten physiologisch ausgebildet werden müsste. Wir haben uns inzwischen mit einigen spezifischen Typen solcher Energieräuber vertraut gemacht – etwa mit dem Rechthaber, der durch sein Verhalten ständig zum Ausdruck bringt: »Lerne deine eigenen Rechte kennen und nimm sie in Anspruch, sonst mache ich sie dir streitig oder nehme sie dir weg!« Oder mit dem Revierverletzer, der unbewusst signalisiert: »Wenn du dein eigenes Revier nicht abgrenzt und sicherst, breche ich dort ein und nehme es für mich in Besitz!«

Über diese spezifischen Typen hinaus gibt es jedoch auch allgemeine Hinweise, woran das Opfer erkennen kann, dass es wieder in die alte Rolle geschlittert ist:

1. Wenn man ständig glaubt, mit allem, was man sagt, vorsichtig sein zu müssen und sich nie spontan zu äußern getraut, aus Angst, missverstanden zu werden oder dem anderen einen Anlass zu geben, einen fertig zu machen.

2. Wenn man über Jahre und unter Umständen über Jahr-

zehnte hinweg um Anerkennung und Liebe buhlt, der andere einen jedoch am ausgestreckten Arm seelisch verhungern lässt. Man strampelt sich ab wie ein Hamster in seinem Laufrad und erreicht dennoch niemals das, wonach man sich so sehr sehnt. Man hat nie das Gefühl, ans Ziel gekommen zu sein und erfährt daher nie wahre Erfüllung oder Befriedigung.

3. Wenn man bei allem, was man sagt oder tut, das Gefühl hat, dass man falsch liegt. Man kann es seinem Partner nie recht machen. Dieser scheint immer am längeren Hebel zu sitzen und weiß alles besser.

4. Wenn man das Empfinden hat: »Ich habe unglaubliches Glück gehabt, dass ich diesen Partner für mich gewinnen konnte! Mein Partner hätte leicht einen besseren oder schöneren Menschen als mich bekommen können! Niemals werde ich wieder so einen tollen Mann bzw. so eine tolle Frau kennen lernen! Das Schicksal hat es gut mit mir gemeint, indem es diesen einzigartigen Zufall inszenierte, der mich mit meinem Partner zusammengeführt hat.« Man nimmt in diesen Fällen häufig an, dass sich der eigene Partner nur deshalb mit einem liiert hat, weil er an einer Geschmacksverirrung oder Wahrnehmungstrübung leidet, sonst – so meint man – müsste er doch merken, dass man eigentlich nichts wert und seiner nicht würdig ist. Aufgrund dessen glaubt man, es bliebe einem nichts anderes übrig, als an seinem Partner festzuhalten und alles zu tun bzw. zu unterlassen, um ihn nicht zu verärgern, ihn vielmehr in jeder Hinsicht zufriedenzustellen.

5. Wenn man glaubt: »Wie sehr ich mich auch anstrenge, es reicht nie aus.« Während des Strebens und Bemühens, die Wünsche des Partners zu erfüllen, unterlaufen einem immer wieder Missgeschicke, die jedes Mal entscheidende Rück-

schläge im Buhlen um die Gunst des anderen bedeuten. Die ständigen Fehler scheinen einem zu beweisen, dass man seinen Partner nicht verdient hat.

6. Wenn man seinen eigenen Weg und seine eigenen Ziele total aus den Augen verliert und nach einiger Zeit an chronischer Erschöpfung leidet.

7. Wenn man den Eindruck hat, dass man um der Liebe oder des lieben Friedens willen ständig gezwungen ist nachzugeben oder den anderen um Verzeihung bitten zu müssen. Aus Angst, die Beziehung aufs Spiel zu setzen, geht man allen Konflikten und Auseinandersetzungen vorsorglich aus dem Weg.

8. Wenn man davon überzeugt ist, nicht ohne seinen Partner leben zu können. Man befindet sich wie im Delirium und glaubt, dieser wäre eine charismatische Persönlichkeit. Tag und Nacht muss man wie hypnotisiert an ihn denken. Er ist für einen zur Quelle allen Glücks und Unglücks geworden.

9. Wenn man meint, nicht das Recht zu haben, etwas von seinem Partner zu verlangen, während dieser umgekehrt keinerlei Scheu hat, einen mit Forderungen zu bombardieren, die man oft nur unter großen persönlichen Opfern und ständiger Selbstverleugnung erfüllen kann.

10. Wenn eine chronische Unausgewogenheit in der Beziehung vorliegt. Es bestehen weder Gleichwertigkeit noch ausgeglichene Machtverhältnisse und auch keine Gleichberechtigung, wenngleich man häufig eine solche nach außen hin demonstriert. Eine Balance zwischen Geben und Nehmen ist ebenfalls nicht vorhanden.

Zur Erläuterung: Diese zehn Erkennungsmerkmale müssen

nicht alle gleichzeitig bestehen, um eine Opferrolle diagnostizieren zu können. Meist liegen nur einige der geschilderten Empfindungs- und Verhaltensmuster vor, während andere Punkte weniger zutreffend sind. Auch gibt es zu bedenken, dass sich manches beim »Opfer« nur imaginär abspielt und dieses innere Szenario vielleicht mit der Wirklichkeit überhaupt nichts zu tun hat. Vielleicht tendiert das Opfer auch dazu, auf den anderen bestimmte Eigenschaften zu projizieren (siehe u.a. Punkt 4!), um die von der Kindheit her gewohnte Opferrolle und die damit im Zusammenhang stehenden Gefühle reproduzieren zu können. In Extremfällen kann es sogar so sein, dass der »Täter« gar nichts getan hat und dennoch in der subjektiven Welt des Opfers als Energieräuber erscheint und erlebt wird.

Aber was ist, wenn der andere tatsächlich und weitgehend objektiv, d. h. auch die meisten anderen Menschen in seinem Umfeld empfinden ihn so, zum Typus des Energieräubers zählt?

Wie kann man sich gegen einen Energieräuber wehren?

1. durch Flucht.
   Diese Reaktionsweise gilt zwar als unedel, gehört aber dennoch zu den effektivsten Methoden. Ihr Nachteil: Wenn das innere Problem nicht bewältigt ist, begegnet man auf der Flucht wieder neuen Energieräubern, vor denen man sich nach einiger Zeit wieder in Sicherheit bringen muss.
2. durch Lügen.
   Das Opfer tut so, als fühlte, dächte und handelte es im Sinne seines Partners. Wenn es phantasiebegabt ist und umsichtig vorgeht, ist es ihm trotzdem möglich, zusätzlich ein Eigenleben zu führen. Es darf sich nur nicht »erwischen« lassen. Der größte Nachteil dabei besteht darin, dass das Opfer immer ähnlich strukturierte Personen anzieht, bei denen es wieder nicht ohne Lügen und Heimlichkeiten auszukommen glaubt. Gelingt es ihm nicht, aus seiner Rolle auszusteigen, hat es kaum Chancen, andere Partner oder Freunde kennen zu lernen. Trotzdem gilt: Besser ein heimliches Leben als gar keines.
3. durch Abgrenzung.
   Man grenzt sich gegenüber dem Energieräuber ab. Dies kann z.B. räumlich geschehen, indem man als Paar zwei getrennte Wohnungen unterhält oder seelisch, indem man seinem Partner Grenzen setzt und darauf achtet, dass dieser sie einhält. Manche benutzen auch offizielle oder fingierte Termine als Vorwand, um sich gegenüber ihrem Partner abzugrenzen, z.B. berufliche Meetings oder wichtige Besprechungen mit Autoritätspersonen.

4. durch Konfrontation.

Von dieser Methode ist dann abzuraten, wenn man von einem Energieräuber finanziell, emotional oder sexuell abhängig ist, es sei denn, dass man einem »Energiesauger« gegenüber keinerlei Minderwertigkeitsgefühle empfindet oder dass man erkennen kann, dass die Abhängigkeit auf Gegenseitigkeit beruht.

Die Gefahr dabei: Die Konfrontation ist eine Alles-oder-nichts-Methode. Wenn man damit scheitert, kann dies den endgültigen »Knockout« für die Beziehung bedeuten, wenn sie funktioniert, geht man womöglich gestärkt aus der Auseinandersetzung hervor. Der betreffende Energieräuber nimmt einen danach vielleicht erstmalig als eigene Individualität wahr und beginnt, einen zu respektieren.

5. durch Ausbildung von Anlagen.

Dies ist wohl die eleganteste Methode, einem Energieräuber Paroli zu bieten und in der Beziehung wieder ein Gleichgewicht herzustellen. Je mehr man die Anlage, die der Energieräuber verzerrt und pervertiert vorlebt, physiologisch ausbildet, umso weniger Angriffsfläche bietet man diesem. Hierbei kann es zu folgenden drei Reaktionsweisen des Energieräubers kommen:

a) Er nimmt sich zurück und lenkt ein.

b) Er verstärkt seine destruktiven Einwirkungen (dies entspricht der so genannten Erstverschlimmerung in der Homöopathie).

c) Er trennt sich von seinem Opfer und gibt ihm zu verstehen, dass die »Basis« der Beziehung nicht mehr stimmt.

Wenn an allen Ecken und Enden Energieräuber lauern, wäre es dann nicht sehr viel günstiger, allein zu bleiben und so dem ganzen Tohuwabohu aus dem Wege zu gehen?

Eine Studie des Statistischen Bundesamtes in Wiesbaden ergab: Wer einen Lebenspartner hat, ist – trotz aller Nachteile

– im Allgemeinen gesünder. Danach sind Erkrankungen oder Unfallverletzungen bei Verheirateten deutlich seltener als bei Geschiedenen oder Singles. In Zahlen: 1999 waren 11 Prozent der Verheirateten krank oder hatten sich bei Unfällen verletzt. Bei den Geschiedenen betrug der Anteil 16 Prozent, bei Verwitweten 24 Prozent.

Lebt ein Single also energetisch schlechter als ein Verheirateter? Offenbar ja. Er hat zwar keinen Partner als Energieräuber zu Hause, aber auch keinen als Energiespender. Meist kann er sich zu wenig auf den verschiedenen Lebensgebieten austauschen, ihm fehlt also oft die Möglichkeit, neue Energie aufzutanken. Und – was das Gravierendste ist – er kann seine innerseelischen Spannungen und Konflikte nicht auf einen Partner projizieren, sondern muss sie hauptsächlich mit sich selbst austragen. Dadurch kommt es – psychosomatisch gesehen – zu einem Anstieg der Somatisierungen.

Doch eines zeigt obige Statistik nicht auf: Es ist aufgrund des komplementären Verhältnisses zwischen einem Energieräuber und seinem Opfer anzunehmen, dass es nur etwa der Hälfte der Verheirateten gut geht und sich nur dieser Teil guter Gesundheit erfreut. Energetisch aufgeladen und strotzend vor Gesundheit ist in einer Paarbeziehung primär nur der Energieräuber. Sein Partner hingegen, dem ständig Energie entzogen wird, kränkelt oft nur vor sich hin, es sei denn, er kann sich anderweitig mit Energie versorgen und dadurch seine Energie-Homöostase aufrechterhalten.

Checkliste:

Welt der Partner und Mitmenschen:

Partner und Mitmenschen rauben mir meine Energie durch:

übertriebenen Aktionismus ☐
egoistisches Verhalten ☐
cholerische Ausbrüche ☐
Rigorosität ☐
übertrieben starke Durchsetzung ☐
Aggressivität ☐
Sticheleien ☐
Intrigen ☐
Revierübergriffe ☐
Entwertungstendenz ☐
Monologe ☐
Wortklauberei ☐
Wichtigtuerei ☐
Launenhaftigkeit ☐
Prahlerei ☐
Perversionen ☐
Unselbstständigkeit ☐
das Streben, immer im Mittelpunkt zu sein ☐
hysterisches Verhalten ☐
Kritiksucht ☐
»Korinthenkackerei« ☐
Nörgelei ☐
Unsauberkeit und mangelnde Hygiene ☐
Geschmacksdogmatismus ☐
Vorstellungsgebundenheit ☐
Dominanzstreben ☐

Fremdbestimmung ☐
Ausüben von Druck ☐
Erwartungshaltungen ☐
Projektionen ☐
alte Denkmuster ☐
Machtgebaren ☐
Machtspiele ☐
zwanghaftes Verhalten ☐
Verdrehen von Tatsachen ☐
übertriebene Reiselust ☐
Bigotterie ☐
strenge Moral ☐
Richterspiele ☐
Ausübung von Kontrolle ☐
Rechthaberei ☐
mangelnde Verantwortung ☐
Oberlehrerverhalten ☐
Antihaltungen ☐
erlernte Hilflosigkeit ☐
Schlamperei ☐
Vergesslichkeit ☐
Suchtverhalten ☐

Energieräuber: Umfeld

Im Bereich der Tiefenpsychologie und Esoterik wird vielfach die Bedeutung der Außenwelt für unser Leben unterschätzt. Bei äußeren Dingen spricht man in diesen Kreisen etwas geringschätzig vom relativen Feld des Seins. Im Gegensatz dazu schreibt man der inneren Wirklichkeit eine alles überragende Wichtigkeit zu. Tatsächlich ist es aber so, dass wir ununterbrochen auf unser Umfeld reagieren – auf die Wohngegend, in der wir leben, auf den Grundriss unseres Hauses oder unserer Wohnung, auf die Inneneinrichtung, ja selbst auf die Gegenstände des täglichen Gebrauchs wie technische Geräte, Autos oder Motorräder.

Da diese Reaktionen meist unbewusst erfolgen und die jeweiligen Energien oft an völlig anderen Stellen sichtbar werden, bleibt uns deren Wirkung gewöhnlich verborgen.

Sich an dem Ort, an dem man wohnt und lebt, zu Hause zu fühlen, ist eine Grundvoraussetzung für seelisches Wohlbefinden. Stellen Sie sich vor, dass Sie die Häuserreihe, in der Sie wohnen, entlangwandern. Im Idealfall haben Sie dabei das Gefühl: »Dies ist genau der Ort, in den ich gehöre. Ich gehöre in diese Stadt, in diesen Stadtteil oder Bezirk, in diese Straße, in dieses Haus, auf diesen Platz in der Welt.« Vielleicht denken Sie aber auch: »Ich gehöre nicht wirklich hierher, ich wäre eigentlich lieber ganz woanders. Ich wünschte, ich lebte wieder in XY.« In diesem Zusammenhang unterscheidet man zwischen Ortsidentität und Ortsaffinität.

Bei der Geburt erfolgt die Wahl des Wohnortes und des entsprechenden Stadtteils unbewusst nach dem Gesetz der Affinität (seelische Verwandtschaft). Je mehr der Einzelne sich seiner seelischen Eigenart und seiner Bedürfnisse bewusst wird, umso mehr versucht er, den Wohnort und die

Wohngegend frei zu wählen. Er wird dann etwa Wahlberliner oder Wahlmünchner.

Er vergleicht das Umfeld mit seiner inneren Welt, mit seiner Identität und entscheidet sich dann. Jede Stadt, jede Marktgemeinde, jedes Dorf, jede Wohngegend hat eine spezifische Ausstrahlung und erzeugt eine Stimmungslage, die einer ganz bestimmten innerseelischen Konstellation zugeordnet werden kann. In einem Urlaubsort etwa herrscht eine ganz andere Stimmung als in einem Kurort oder in einer ostdeutschen Kleinstadt. Besonders gravierend wirkt sich z.B. aus, wenn in einem Ort Truppen stationiert sind oder eine Firma bzw. ein Industriezweig die gesamte Region prägt. Ebenso entscheidend ist, welcher sozialen Schicht man sich zugehörig fühlt. Eine Familie der Oberschicht wird in einer Fabrikarbeitersiedlung große Anpassungsschwierigkeiten haben und sich dort wahrscheinlich nicht so wohl fühlen wie in einer Wohngegend, die ihrem sozialen Status entspricht. Umgekehrt hat vielleicht ein Angehöriger der Unterschicht Probleme in einer vornehmen Wohngegend, in der – für sein Empfinden – eine zu steife und sterile Atmosphäre herrscht. In der »Kollektivneurose« erfolgt die Einschätzung einer Person unter anderem auch nach der Wohngegend, in der sie ihr Zuhause hat. So gibt es »gute« Adressen, aber auch Wohnanschriften, die das Sozialprestige eher schmälern. Wer sich mit diesen Wertmaßstäben identifiziert (und wer tut das nicht? Nur wenige können sich davon freimachen!), ist damit auch den Gefühlen und den Kettenreaktionen in seinem Persönlichkeitssystem ausgeliefert, die mit diesen Bewertungen gekoppelt sind.

So kann eine schlechte Wohnlage Schamgefühle hervorrufen, die in jeder Begegnungssituation immer wieder aktualisiert werden. Dies kann zur Konsequenz haben, dass dadurch etwa Partnerwahlprozesse ungünstig beeinflusst werden, oder dass dieses scheinbare Manko jemanden auf einem anderen Lebensgebiet zu einer Überkompensation treibt. Diese wirkt dann wieder störend auf die Mitmenschen, die darauf möglicherweise mit pathologischen Reaktionsmustern antworten.

Etwas anders gelagert, aber nicht minder gravierend in ihren Auswirkungen, war die Situation von Ludwig W. (37), der im mittleren Management einer pharmazeutischen Firma tätig war. Er stammte aus einer Arbeiterfamilie und wuchs in einer deutschen Kleinstadt auf. Dort waren die sozialen Unterschiede zwischen Arm und Reich besonders groß. In dem Ort hatten drei Großunternehmer das Sagen, das »niedere Volk« hatte nur wenig Entfaltungsmöglichkeiten, so kam es Ludwig wenigstens vor. Immer wieder versuchte Ludwig, sich aus seinem Milieu hinauszumanövrieren. Doch die Türen blieben ihm überall verschlossen. Als ihm im einzigen Golfclub der Stadt mit fadenscheinigen Argumenten die Aufnahme verweigert wurde, war für ihn das Fass voll. Kurz entschlossen zog er in eine etwa 100 km entfernte Großstadt. Zu seiner großen Verwunderung stieß er da auf keinen der ihm vertrauten Widerstände. Ludwig W.: »Wenn ich daran denke, wie schlecht ich mich damals in dem kleinbürgerlichen, spießigen Umfeld fühlte und wie das auf meine Stimmung drückte, wird mir heute noch übel. Ich bin nur deshalb so lange geblieben, weil ich glaubte, die Situation sei woanders noch schlechter als in meiner Heimatstadt. In Wirklichkeit passte ich von meinem ganzen Wesen her nicht in eine Kleinstadt. Da bin ich einfach im falschen Umfeld und das zehrt an meiner Lebenssubstanz.«

Wieder anders war die Situation von Sieglinde D. (32). Sie übernahm Möbelstücke, Bilder und Wohngegenstände aus dem Nachlass ihrer Tante Klara. Die Erbschaft kam ihr zunächst sehr gelegen, da sie sich keine eigenen Möbel für ihre neue Zweizimmerwohnung leisten konnte. Doch im Laufe der Zeit merkte sie immer deutlicher, dass sie sich mit diesen Möbeln nicht wohl fühlte. Schließlich kam es so weit, dass ihr jedes Möbelstück, jedes Bild und jeder sonstige Wohnungsgegenstand »gegen den Strich« ging. Sieglinde D.: »Das alles um mich herum, das bin ich nicht, das entspricht nicht meinem Geschmack und meinem Wesen! Ich halte das hier nicht mehr aus!«

Die düstere, modrige Wohnungseinrichtung machte Sieglinde depressiv und aggressiv zugleich. In dieser Stimmungslage lernte sie auch keine Männer kennen, die für sie als potentielle Partner infrage gekommen wären. Es schien alles wie verhext zu sein! Erst als Sieglinde D. den Mut hatte, die alten Möbel und Gegenstände zu entsorgen und damit begann, ihre Wohnung in bescheidenem Rahmen peu à peu nach ihrem eigenen Geschmack einzurichten, kam ihr auch das Schicksal entgegen und es klappte bei ihr auch auf anderen Lebensfeldern.

Man sollte sich darüber im Klaren sein, dass jeder Einrichtungsgegenstand bestimmte Gefühlsreaktionen auslöst. Selbst wenn es nur einen einzigen Gegenstand gibt, der einen stört, sei es ein Porzellankranich oder ein Bild mit einem unschönen Motiv, kann dadurch das Gesamtbefinden erheblich beeinträchtigt werden. Bleiben wir einmal bei dem Porzellankranich. Wenn man sich jeden Tag nur 5 Minuten über diesen ärgert, dann sind das in einem Jahr 1825 Minuten, also über 30 Stunden. Streng genommen müsste man diese 30 Stunden von der eigenen Lebenszeit abziehen, denn man hatte in dieser Zeit nichts vom Leben.

Ein anderes Beispiel: Nehmen wir einmal an, eine vierköpfige Familie lebt in einer Wohnung, in deren Bad sich kein Fenster befindet, und dass dieses nur mit einem Gebläse entlüftet werden kann. Wenn jedes Familienmitglied im Durchschnitt fünfmal am Tag den Lichtschalter betätigt, der mit der Entlüftung gekoppelt ist, und sich durchschnittlich drei Minuten im Bad aufhält, ist in der Wohnung täglich eine Stunde lang das dröhnende Geräusch der Entlüftungsanlage zu hören. Auch wenn sich nicht alle Familienmitglieder gleichermaßen dadurch gestört fühlen, kann man dennoch von einer nicht unbedeutenden Beeinträchtigung der Lebensqualität sprechen. Während dieses nervenden Geräusches kann der Einzelne keine Ruhe finden und regenerieren, er tut sich schwer, klare Gedanken zu fassen und verliert womöglich einen Teil seiner Kreativität und Schöpferkraft, ganz abgesehen davon, dass sich durch dieses Geräusch seine seelische Stimmungslage verschlechtern kann.

Wenn man die Dauer der Störungen auf ein Jahr (= 365 x 1 Stunde = 365 Stunden) und schließlich auf zehn Jahre umrechnet, ergeben sich 3650 Stunden mangelndes Wohlbefinden aufgrund von Lärmbelästigung. Daran lässt sich erkennen, wie wichtig es ist, die eigene Wahrnehmung zu schärfen und alles Erdenkliche zu tun, um jegliche Störfaktoren auszuschalten.

Checkliste

Umfeld:

Was stört mich in meinem Umfeld?

das Milieu, in dem ich mich befinde	☐
die Wohngegend	☐
der Wohnort	☐
das Haus bzw. die Wohnung	☐
hausinterne Geräusche (Heizungsanlage, Lift etc.)	☐
die Farbgebung des Hauses bzw. der Wohnung	☐
die Nachbarschaft	☐
die Umgebung der Wohnung	☐
die Infrastruktur meines Wohnortes	☐
der Grundriss des Hauses bzw. der Wohnung	☐
die Möbelstücke	☐
die Gegenstände im Haus bzw. der Wohnung	☐
die Zimmerpflanzen	☐
die Vorhänge	☐
die Tischdecken	☐
die Teppiche	☐
die Bettwäsche	☐
Kirchenglocken	☐
toxische Einflüsse	☐
Kuhglocken	☐
Straßenlärm	☐
der Name der Straße, in der ich wohne	☐

der bereits veraltete Computer ☐
der Anfahrtsweg zur Arbeitsstätte ☐
der Arbeitsplatz ☐
die Einrichtung des Arbeitsplatzes ☐

Weitere persönliche Störfaktoren:

Energiespender

*»Nur der ist weise, der
nicht unter der Diktatur der jeweiligen
Moral und Konvention steht und eine neue Ethik
in seiner Psyche installiert hat.«*

Energiespender: Die Ethik des Lebens

Umpolung des Gewissens

Im Kapitel »Energieräuber« wurde darüber berichtet, wie
sehr vermuffte Moralvorstellungen und Konventionen in der
Seele des Einzelnen ihr Unwesen treiben, wie sie zu einem
allgemein üblichen, genormten Leben verleiten, so dass die
eigene Individualität nicht erwachen kann.

Eine solche ist ja gerade dadurch gekennzeichnet, dass man
sich wegbewegt etwa vom herkömmlichen Wohnen, von herkömmlichen Arbeitsprozessen, von der herkömmlichen
Form einer Partnerschaft oder Ehe . . .

Insofern kann man schlecht individuell werden, gleichzeitig aber die geltende Moral und die gängigen Normen als seelisch-geistige Richtschnur beibehalten. Das ginge genauso
wenig wie ein Kranker gesund werden könnte, wenn er seinen krank machenden Lebensstil beibehielte.

Wenn man aus seinem Persönlichkeitssystem etwas entfernt, ohne dass man dafür etwas Neues einfügt, wird dieses
destabilisiert. Solange man so leben will wie die meisten anderen auch, braucht die eigene Psyche eine allgemein gültige
Orientierung. Sie erhält dadurch einen Halt. Beginnt der Einzelne jedoch, einen Individuationsprozess zu vollziehen,
kommt er nicht darum herum, sich mehr und mehr von le-

bensfeindlicher Moral zu lösen und sich mehr nach ethischen Gesichtspunkten zu orientieren. In dieser Ablösungsphase ist es besonders wichtig, dass man sich nicht einfach nur gegen die allgemeine Moral und Konvention stellt oder gar sich amoralisch verhält – das wäre im Grunde nur eine kontraproduktive Antihaltung – sondern dass man

a) die alten Normen, Maßstäbe und Ideale seiner Eltern und seines Milieus hinterfragt und sich dabei bewusst macht, inwieweit man bisher nur ein Sprachrohr des Überichs seiner Vorfahren war, und

b) anstelle des alten Überichs eine neue, humane, lebensfördernde Ethik in seiner Psyche begründet.

Ohne Umpolung des Gewissens ist es nicht möglich, aus der komplementären Verflochtenheit zwischen Gehemmtem und Kompensator auszusteigen, seine Energien in freien Fluss zu bringen, vom Energieverbraucher zum Energieerneuerer zu werden, kurzum, psychisch erwachsen zu werden. Eine solche Umpolung hat eine Entsprechung in der Außenwelt, wo es gilt, bei der Energiegewinnung auf erneuerbare Energien umzustellen.

Wer es nicht bereits erfahren hat, kann sich nur schwer vorstellen, was die Umpolung des Gewissens für die eigene Psyche und deren Ressourcen bedeutet.

Es ist, als erschiene eine neue Morgenröte am Horizont, als ginge ein Aufatmen durch das ganze psychische Land. Alle Persönlichkeitsanteile freuen sich, nicht mehr unter der Knute des alten Überichs zu stehen und sich endlich frei und ungezwungen entfalten zu können. Es geht ein Ruck durch das ganze Persönlichkeitssystem, man spürt eine ungeheure Aufbruchsstimmung, so nach dem Motto: Jetzt ist der Weg frei, gehen wir es an!

Viele Teilnehmer an unseren Seminaren berichten übereinstimmend, sie hätten nach der Transformation ihres Überichs das Gefühl gehabt, neu geboren zu sein. Man will ab jetzt vom Leben nichts mehr versäumen, jede Minute voll auskosten.

Richtmaß für die neue Ethik sind die Gesetze des Lebens, die einen völlig neuen Maßstab von Gut und Böse beinhalten: **Gut ist, was dem Leben dient, und schlecht ist, was dem Leben zuwiderläuft.**

Das bedeutet, dass die eigenen Triebe, Gefühle und Gedanken, also das, was die eigene Lebendigkeit ausmacht, als **schützenswert** erachtet werden und man deshalb aufhört, diese zu bekämpfen. Die Übersicht auf Seite 110 zeigt auf, welche positive Kettenreaktionen eine solche Umpolung im gesamten Persönlichkeitssystem in Gang setzt.

Endlich hat das Leben Vorrang und nicht mehr eine zweifelhafte Moral. Es ist bei diesem Maßstab nicht mehr möglich, moralisch zu sein und gleichzeitig Wasser, Luft und Erde zu verschmutzen.

Das Leben ist schützenswert, d. h. das eigene Leben, das Leben und die Gesundheit der Mitmenschen, der Tiere und der Pflanzen!

Wer sein Über-Ich umgepolt hat, hat Verantwortung übernommen und ist aus dem Trampelpfad der Masse herausgetreten. Er ist ein mündiger Bürger geworden. Und die Mündigen, die sich von der alten Moral befreien wollen oder sich schon befreit haben, mehren sich, was Anlass zu Hoffnung gibt. Und noch ein Punkt ist zur Beruhigung des Gewissens wichtig: Wer sein Über-Ich umprogrammiert hat, verstößt nicht gegen geltendes (geschriebenes) Recht. Es ist fast nicht zu glauben, aber es ist wirklich so: Man verstößt gegen keine einzige Vorschrift im Bürgerlichen Gesetzbuch und auch gegen keinen einzigen Paragrafen im Strafgesetzbuch.

Ja mehr noch! Man ist sogar dabei, das Grundgesetz der Bundesrepublik Deutschland, die Verfassung Österreichs und der Schweiz sowie die Artikel der allgemeinen Erklärung

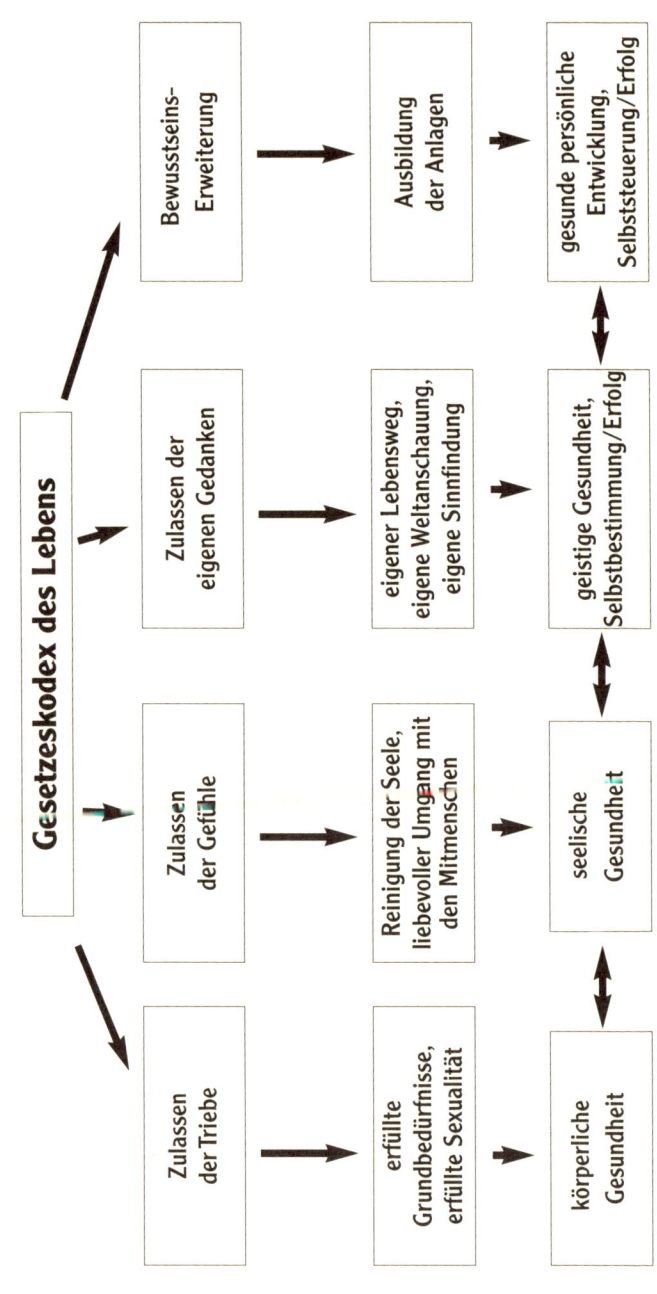

Gesetzeskodex des Lebens

Zulassen der Triebe	Zulassen der Gefühle	Zulassen der eigenen Gedanken	Bewusstseins-Erweiterung
erfüllte Grundbedürfnisse, erfüllte Sexualität	Reinigung der Seele, liebevoller Umgang mit den Mitmenschen	eigener Lebensweg, eigene Weltanschauung, eigene Sinnfindung	Ausbildung der Anlagen
körperliche Gesundheit	seelische Gesundheit	geistige Gesundheit, Selbstbestimmung/Erfolg	gesunde persönliche Entwicklung, Selbststeuerung/Erfolg

110

der Menschenrechte der Vereinten Nationen mit Inhalt zu füllen und endlich zu *verwirklichen.*

Zur Orientierung, welche Menschenrechte sich dem Einzelnen durch die Transformation des eigenen Gewissens eröffnen:

Menschenrechte

Recht auf freie Entfaltung bzw. Entwicklung der Persönlichkeit
Recht auf ein eigenes Revier (eigenes Zimmer oder eigene, abgeschlossene Wohnung)
Recht auf freie Wahl der einem gemäßen Partnerschaftsform (z. B. getrennt oder zusammen wohnen, gemeinsames Schlafzimmer oder getrennte Schlafzimmer, sich wie oft und wann treffen usw.)
Recht auf freie Wahl des Wohnortes
Recht auf freie Wahl der Wohnform
Recht auf freien Aktionsradius
Recht auf körperliche, seelische und geistige Unversehrtheit
Recht auf Ruhe
Recht auf eigene Beziehungen (auf einen eigenen Freundeskreis)
Recht auf eigene Zeitstrukturierung (Recht, Zeit für sich selbst zu beanspruchen)
Recht auf einen eigenen Lebensstil
Recht auf Wohlleben
Recht auf Freizeit
Recht auf Freiheit und Unabhängigkeit
Recht, eigene Hobbys zu pflegen
Recht, eigenen Interessen nachzugehen
Recht, selbst für den eigenen Körper, die eigene Seele und den eigenen Geist verantwortlich zu sein
Recht, im eigenen Leben Regie zu führen
Recht auf Gedankenfreiheit
Recht auf eigene Gefühle
Recht auf ein eigenes Triebleben

Recht, seine Gefühle zu zeigen
Recht auf einen eigenen Lebensweg
Recht auf eigene Ziele
Recht auf einen eigenen Beruf
Recht auf freie Wahl des Arbeitsplatzes
Recht, die eigene Berufung wahrzunehmen
Recht auf ein eigenes Bankkonto
Recht auf Eigentum bzw. eigenen Besitz
Recht auf freien Erwerb
Recht auf eine eigene Weltanschauung, Philosophie oder Religion
Recht auf Weiterbildung
Recht, Informationen einzuholen
Recht auf Selbstverwirklichung
Recht auf ein eigenes Unternehmen oder Geschäft
Recht auf Lebensgenuss
Recht, Distanz zu üben
Recht auf freie Kommunikation
Recht auf freie Sexualität
Recht auf Schönheit und Ästhetik
Recht, den eigenen Geschmack zu verwirklichen
Recht, sich selbst Freude und Glück zu verschaffen
Recht auf Kritik
Recht, zu hinterfragen und zu zweifeln
Recht auf Wahrnehmung der Hintergründe
Recht auf Geheimnisse und Heimlichkeiten
Recht auf Verwirklichung der eigenen Träume, Wünsche und Phantasien (allerdings nicht auf Kosten anderer)
Recht auf Verwirklichung eigener Vorstellungen (ohne andere als Erfüllungsgehilfen zu missbrauchen)
Recht auf Erfolg
Recht auf einen eigenen Gesetzeskodex (im Rahmen der Lebensgesetze)
Recht auf Selbstverantwortung

Alle diese Rechte dürfen selbstverständlich nur so weit ausgelebt werden, wie andere nicht (in ihrer ersten Natur) geschädigt werden.

Ferner lässt sich daraus gleichzeitig die **Pflicht** und Verantwortung ableiten, diese Rechte auch seinem Partner und seinen Mitmenschen zuzugestehen.

Schließlich wird man bei der Umsetzung dieser Rechte merken:

Man muss zuerst menschlich zu sich selbst sein, dann erst ist es möglich, auch menschlich zu anderen zu sein.

Energiespender: reale Gefühle

Erst durch die Umpolung des Gewissens ist es möglich, die realen Gefühle, die wir auf den Seiten 54 und 55 kennen gelernt haben, dauerhaft zu entwickeln. Wenn die Natur zur Kultur erhoben wird, wenn statt einer lebensfremden Moral ein Gesetzeskodex des Lebens in der Psyche installiert ist, hat das entscheidende Auswirkungen auf die geistigen Einstellungen und auf das Denken schlechthin. Das veränderte Denken wiederum beeinflusst das Fühlen und das Fühlen hat wiederum Auswirkungen auf den Körper. Insofern ist die Gefühlswelt das Bindeglied zwischen Geist und Körper.

Im Kapitel »Energieräuber: Ersatzgefühle« haben wir gesehen, dass kein Gefühl für sich allein steht, sondern dass synchron dazu immer auch entsprechende körperliche Prozesse ablaufen. Diese Tatsache gilt natürlich umgekehrt auch bei »positiven« Gefühlen, z. B. bei Glücksgefühlen.

Diese lösen in den Gehirnen aller Menschen die gleichen biochemischen Prozesse aus. Als Sitz der Gefühle gilt eine Region, die limbisches System genannt wird. Hier befinden sich zwei Gefühlszentren: der im Großhirn befindliche Hippocampus und das Corpus amygdaloideum (Mandelkern). Diese können euphorische Zustände erzeugen, indem sie eine Kaskade von Glücksbotenstoffen losschicken, aus denen chemische Brücken zwischen den Nervenzellen gebildet werden. Die bekanntesten dieser Botenstoffe heißen Serotonin, Dopamin und Noradrenalin. Sie schärfen sämtliche Sinne, berauschen den Geist und lösen Glücksgefühle aus. Allerdings dauern solche Hochgefühle meist nur ein paar Minuten. Sobald ein Gewöhnungseffekt eintritt, baut der Körper die Hormone wieder ab. Demzufolge muss man solche Glückszustände immer wieder neu herbeiführen.

Der Begriff »Psychosomatik« wird meist so interpretiert, dass seelische Ursachen körperliche Erkrankungen erzeugen. Dass die Psychosomatik auch auf die Gesundheit bezogen werden kann, ist weniger bekannt. Wenn man sich vor Augen führt, wie viele Gefühle für die Gesundheit förderlich sind, könnte man in diesem Sinne von einer **positiven** Psychosomatik sprechen. Doch was nützt es, um die gesundheitsstabilisierende Funktion der Gefühle von Harmonie, Freiheit, Unabhängigkeit, Freude, Humor, Freundschaft, Geborgenheit, Liebe und Glück zu wissen, wenn man all diese Gefühle nicht **erwirkt?** Wie geht man dabei am geschicktesten vor?

Zuerst analysiert man, was zur Stabilisierung des eigenen Persönlichkeitssystems fehlt und was zu tun ist, um diesen Mangel zu beseitigen. Jemand, der sich unfrei fühlt, sollte sich fragen, wie es um seine Fähigkeiten zu Selbständigkeit und Management bestellt ist oder inwieweit er seine Lebensrechte beansprucht und für sein eigenes Leben Verantwortung übernimmt.

Unter Umständen muss er in seinem Persönlichkeitssystem also ganz woanders ansetzen, um sein Defizit auffüllen zu können, als er zunächst denkt. Noch schwieriger ist es manchmal, etwas im eigenen Umfeld zu erwirken, etwa, dass der eigene Partner oder ein Mitmensch einem mehr Zärtlichkeit, seelische Wärme oder Liebe schenkt. Wenn einem dies nicht einfach aufgrund unbewusst gesetzter positiver Ursachen »zufällt«, muss man eben nach strategischen Gesichtspunkten bestimmte Ursachen so setzen, dass das gewünschte Resultat erreicht wird. Strategisches Vorgehen ist auch im nächsten Kapitel gefragt, wo es darum geht, von den unerlösten Formen des Selbstausdrucks zu den erlösten und verwirklichten zu kommen.

Wie destruktive Energien in konstruktive umgewandelt werden können

Nehmen wir einmal an, dass jemand das Bedürfnis empfindet, der Langeweile und Routine zu entfliehen, sich den Regeln und Gesetzen herkömmlicher Moral zu entziehen, kurzum, eine befriedigende Alternative zu dem allgemein verbreiteten genormten Leben innerhalb der Kollektivneurose zu finden. Hierfür könnte er seine Phantasie einsetzen, die ihm die Natur – wie jedem Menschen – als Anlage mitgegeben hat. Mit ihrer Hilfe ist es ihm möglich, Hintergründe aufzudecken, Altes und Überkommenes aufzulösen sowie neue Lebensmöglichkeiten auszuloten und irgendwann seine persönliche »Erlösung« zu finden.

Was aber, wenn diese Anlage in der Kindheit unterdrückt bzw. kaum gefördert wurde? Was, wenn er im Elternhaus keine Möglichkeit hatte, die dort vorherrschenden Normen zu umgehen oder wenn seine bunte Phantasie als Spinnerei abqualifiziert wurde und diese sich deshalb nicht entfalten konnte? Was, wenn er wenig Chancen sah, in seinem Leben Bereiche zu finden, in denen es Vergnügen, Spaß und Freude gab?

Dann wird der Betreffende später ebenso unter der Knute lebensfeindlicher Anstandsregeln und strenger Normen stehen, wird in berufliche oder partnerschaftliche Situationen geraten, in denen er wieder Langeweile empfindet, obwohl er ja eigentlich aus der Routine oder aus den rigiden Ritualen ausbrechen möchte. Und er wird vielleicht zu trinken beginnen, um etwas zu »erleben« oder um wenigstens im Zustand der Trunkenheit ein bisschen Spaß und Freude zu haben und hierbei einmal unkontrolliert alles sagen zu können, was ihn bewegt. Symbolisch gesehen versucht ein Trinker immer wieder, Moral und Konvention aufzulösen, die trockenen Normen, Gebote und Verbote hinunterzuspülen bzw. aufzulösen, unter denen er bewusst oder unbewusst leidet.

Sucht bedeutet, stecken geblieben zu sein auf der Suche nach dem wahren Selbst. Der Alkoholiker sucht nicht mehr nach den verschiedenen Ausdrucksmöglichkeiten seiner Identität, sondern nur noch nach dem Suchtmittel. Er gebraucht seine Phantasie allenfalls dazu, einen Grund zum Trinken zu finden, seine Trunksucht geheim zu halten oder um an alkoholische Getränke heranzukommen bzw. diese sicher zu verstecken anstatt eine bunte Phantasie zu entwickeln, sich Möglichkeiten auszudenken, wie er sein Leben abwechslungsreicher, abenteuerlicher und freudvoller gestalten könnte.

Die Trunksucht fungiert demnach im Allgemeinen als Ersatz für Leben. Sie ist gegen das eigene Leben und manchmal auch – wie bei Trunkenheit am Steuer – gegen fremdes Leben gerichtet. Darüberhinaus wird durch sie die Gesundheit geschädigt, die Leber zerstört, das Herz, der Kreislauf, der Magen und die Nieren belastet. Ferner lässt sie Gehirnzellen absterben und bringt einen so buchstäblich um den Verstand. Nicht zuletzt kostet sie eine Menge Geld.

Es würde den Rahmen dieses Buches sprengen, auf all die negativen Folgeerscheinungen der Trunksucht detailliert einzugehen. Fest steht, dass der Alkoholiker fahrlässig und destruktiv mit seinem Leben und dem Leben anderer umgeht. Die Statistik zeigt, dass er seine Lebensspanne um einige Jahre verkürzt. Um jedoch von der Trunksucht loszukommen, genügt es nicht, sich einfach vorzunehmen, weniger zu trinken oder gar mit dem Trinken gänzlich aufzuhören, da ja dadurch die zugrunde liegende Problematik, die immer wieder den Drang zum Trinken entstehen lässt, nicht gelöst wird. Also heißt es, die ursprüngliche Energie, die sich in der pervertierten Form als Trunksucht manifestierte, zu aktivieren, zu hegen, zu pflegen, und zu entwickeln, also die Fähigkeit, Hintergründe aufzudecken, nach dem Warum zu fragen, die gängige Moral und Konvention zu hinterfragen und persönliche Alternativen zu eruieren. Es heißt weiterhin, konstruktive Auslebensformen und konstruktive Felder für das Ausleben dieser Energie zu finden.

Der Betreffende könnte sich z.B. mit seinem Unbewussten beschäftigen, insbesondere mit seinem Überich, sich mit psychologischen Themen auseinander setzen, er könnte aber auch seine Kreativität und Phantasie fördern und entwickeln, um sich ein Leben jenseits von der vorherrschenden Moral und Konvention auszudenken, ein Leben, in dem er glücklich und zufrieden sein könnte.

Es ist für ihn wichtig, die Anlage zuzulassen, zu entwickeln und neue Kanäle des Auslebens zu finden. Er könnte z.B. als Psychologe, als Lebens- oder als Suchtberater tätig werden, könnte, nachdem er sich selbst geholfen hat, auch anderen helfen, ihr altes Überich infrage zu stellen und ihr Leben lebenswerter zu gestalten. Er könnte aber auch seine Phantasie in kreativen Bereichen einsetzen und z.B. als Designer neue Impulse geben – sowohl privat als auch beruflich.

Je mehr die eigenen Energien in konstruktive Bahnen gelenkt werden und je freier sie dort fließen, desto geringer ist die Gefahr, dass der Betreffende rückfällig wird, also wieder in die Trunksucht abrutscht.

Was hier exemplarisch mit der wertvollen Energie der Phantasie dargestellt wurde, gilt entsprechend auch für alle anderen Energien des Menschen. Jede dieser Energien kann pathologisch bzw. neurotisch entgleisen, was schwer zu überschauende negative Kettenreaktionen zur Folge hat.

Je mehr Energien ein Mensch unbewusst auf neurotische Weise auslebt, umso unerfreulicher verläuft sein Leben, umso mehr Energie verbraucht er, umso schneller führt sein Weg ins Grab.

Die folgende Übersicht zeigt, dass eine Energie verschie-

Bedürfnis	Anlage Energie	unerlöste Auslebens-form	Somatisierungen	Felder des Ausagierens der unerlösten Energie	Schicksalsfolgen	konstruktive Auslebensform	Felder des Auslebens der konstruktiven Energie
nach Ausdruck der eigenen Phantasie, nach Auflösung von Langeweile, Anstand, Moral; Finden einer Alternative zu dem genormten Leben	Phantasie; Fähigkeit, Hintergründe aufzudecken; Fähigkeit, Altes und Überkommenes aufzulösen	Trunksucht	Leberschäden; Herz- und Kreislauferkrankungen; Magen- und Nierenprobleme; Absterben von Gehirnzellen	Bierzelte auf Volksfesten; Lokale; Bars; Parties; Feten; Feste und Feiern	Verlust des Arbeitsplatzes; soziale Ausgegrenztheit; Trennungen und Scheidungen; Anziehung von Personen, die zur Trunksucht »passen«	Beschäftigung mit dem Unbewussten; Beschäftigung mit Psychologie; Entwicklung der eigenen Phantasie auf den verschiedensten Lebensgebieten	Psychologe; Suchtberater; Lebensberater; Designer
nach Durchsetzung;Taten zu vollbringen	Durchsetzungsfähigkeit; Durchsetzungsenergie	aggressives Verhalten; cholerische Anfälle; Wutausbrüche; Ärger	Entzündungen; Herz- und Kreislauferkrankungen	in der Partnerschaft; in der Kindererziehung; im Beruf; im Straßenverkehr (Kraftfahrer, der zu stark aufs Gaspedal drückt)	Trennungen; Scheidungen; ständig Ärger und Streit; Rechtsstreitigkeiten; von anderen Menschen gemieden werden	konstruktive Taten; Sport; Durchsetzen von Projekten; Pionierarbeiten; Verwirklichung von Ideen; Gründung einer Firma oder eines Geschäftes	Sportplatz; Fitnessstudio; Geschäftsleben; Firma

Bedürfnis	Anlage Energie	unerlöste Auslebens-form	Somatisie-rungen	Felder des Ausagierens der unerlös-ten Energie	Schicksals-folgen	konstruktive Auslebens-form	Felder des Auslebens der konstruk-tiven Energie
nach Erotik und Liebe	erotische Fähigkeiten; erotische Energie	Prüderie; Keuschheit; Verwehrung; Edeltum; Scham	Nieren- und Blasenbeschwerden; Unterleibserkrankungen	in Begegnungssituationen; in der Partnerschaft	Liebeskummer; Flucht des potentiellen Partners; Untreue des Partners; mangelnde Lebensfreude	Beschäftigung mit erotischer Literatur; Ausbildung eines eigenen erotischen Programms; Verwirklichung von erotischen Phantasien; Ausstrahlung von erotischen Reizen	Verführer(in); Liebhaber bzw. Geliebte
nach Selbstverwirklichung; nach Erfüllung	Verwirklichungskraft; Umsetzungsenergie; Managementfähigkeiten; Organisationstalent	Hass	Herzinfarkt; Krebs; Entzündungen	in Begegnungssituationen; Projektion auf Mitmenschen, dass jene einen an der Selbstverwirklichung hindern	Trennungen; Scheidungen; Flucht von Mitmenschen; Hass stößt auf Gegenhass	Beschäftigung mit Management und Erfolg	Manager(in); Erfolgstrainer(in); Organisator(in); Umsetzungshelfer(in)

dene Formen annehmen kann, außerdem, welche Möglichkeiten bestehen, mit dieser Energie konstruktiv umzugehen, um seine Lebensqualität zu verbessern und ein längeres Leben zu erwirken.

Wie diese Übersicht deutlich macht, sind Trunksucht, aggressives Verhalten, Prüderie und Hass der sichtbare Ausdruck dafür, dass man bei der Entwicklung von Anlagen und Fähigkeiten stecken geblieben ist. Solche Raster oder sich ständig wiederholende Reaktionen ähneln einer Schallplatte mit Sprung, bei der immer wieder dasselbe Melodiefragment gespielt wird. Zudem zeitigen diese unerlösten Auslebensformen von Phantasie, Tatendrang, Erotik und Verwirklichungskraft so gut wie nie positive Ergebnisse. Im Gegenteil: Sie kosten Lebenszeit, Geld, Kraft und Energie und bewirken ein ungünstiges Schicksal, das wiederum erneut den Einzelnen kräftemäßig aufzehrt, belastet, krank macht und zu dessen frühem Tod führen kann.

Bei konstruktivem Ausleben der Anlage hingegen ist die Situation genau umgekehrt. Der ehemalige Trinker, der als Psychologe, Helfer oder Designer tätig wird, hat Erfolgserlebnisse, die Kraft schenken und seine Persönlichkeit aufbauen. Kostete ihn die vormals verwunschene, unerlöste Anlage Geld, so kann er jetzt mit derselben Energie, die ihm jetzt in der erlösten Form zur Verfügung steht, finanzielle Einnahmen verbuchen.

Erst wenn ein aggressiver Mensch erkennt, dass seine Aggressionen nur Ersatz für echtes Leben sind, kann er seine Kräfte konstruktiver einsetzen. Mit derselben Energie, die er früher durch aggressives Verhalten wirkungslos verpuffen ließ, ist es möglich, eine Firma zu gründen und damit eine Filialkette in Mitteleuropa aufzubauen. Jetzt hat er Erfolgserlebnisse am laufenden Band, über mangelnde Einnahmen braucht er sich nie mehr zu beklagen.

Die ehemals Prüde, die ihre erotische Energie stark unterdrückte und dabei viel Lebensenergie und Glück verlor, ist nun fähig, ihr Leben in vollen Zügen auszukosten. Sie wird heiß geliebt und begehrt. Sie fragt sich, wie sie so lange im unerlösten Zustand verharren konnte. Auf einmal bekommt sie Geschenke, während sie sich früher ständig neue Konsumartikel als Liebesersatz kaufen musste.

Und der ehemalige Hasser glaubt nicht mehr daran, dass andere ihn an seiner Selbstverwirklichung hindern, er setzt vielmehr die starke, dem Hass zugrunde liegende Umsetzungskraft dafür ein, um Wünsche und Träume zu verwirklichen, um Projekte in der Welt manifest werden zu lassen. Sein Erfolg baut ihn auf. Auch er wird für den konstruktiven Einsatz seiner Energien von der Umwelt finanziell belohnt.

Wenn man das alles vor seinem geistigen Auge Revue passieren lässt und sich das gigantische Potential an Phantasie, Kreativität, Verwirklichungskraft, Erotik, Liebe etc., das in der Menschheit brachliegt, vergegenwärtigt, könnte man schier verzweifeln. Allein die Phantasie von Millionen von Alkoholabhängigen würde schon ausreichen, um die ganze Welt zu revolutionieren. Wenn all diese wertvollen Energien freigesetzt werden könnten, würde die Menschheit einen Quantensprung vollziehen. Es würde in den nächsten 50 Jahren eine Entwicklung nach vorne gemacht werden, wie es sonst vielleicht nur in 500 Jahren geschehen könnte! Neue Erfindungen und Entdeckungen, neue Projekte und Unternehmen ließen Wirtschaft und Kultur aufblühen.

Jeder hat es selbst in der Hand, sein Naturpotential zu nutzen und es zu seinem eigenen Wohle und zum Wohle der Menschheit einzusetzen.

Fragen, die man sich in diesem Zusammenhang stellen könnte:

Welche Energien liegen bei meinem Partner brach?
Wo habe ich meine Energien deponiert?

Welche Menschen kenne ich, die aufgrund von ständigem Ärger, aufgrund von Schuldgefühlen, Neid, Stress, Alkohol- oder Drogenabhängigkeit nur einen Bruchteil ihres Potentials nutzen?

Ist es bei mir selbst und auch bei anderen möglich, von der jeweiligen unerlösten Form auf die erlöste zu schließen?

Wie würde z.B. die erlöste Form von Stress oder von Hypochondrie aussehen?

Kann ich Menschen, die viele unerlöste Persönlichkeitsanteile aufweisen, aufgrund meines Wissens um die wertvollen Energien, die dahinter verborgen sind, mit mehr Toleranz begegnen?

Aufbauende und konstruktive Mitmenschen

Es gibt Menschen, bei denen wir uns wohl fühlen. Nach jedem Kontakt mit Ihnen fühlen wir uns energetisch aufgeladen. Dabei ist besonders wichtig, zwischen Kollektivneurose und realer Welt zu unterscheiden. Die Kollektivneurose kann nicht nur ungute Gefühle erzeugen, sie sorgt auch oft für eine angenehme, ausgelassene Stimmung. Insbesondere wird die Stimmung bei vielen Menschen merklich angehoben, wenn diese mit Leuten in Kontakt sind, die es geschafft haben, sich nach oben zu arbeiten oder ein anderes gesellschaftliches Ideal erfüllen.

Nehmen wir den Fall von Stefan L.: Stefan L. entdeckte vor drei Jahren eine lukrative Marktlücke und machte sich daraufhin mit einer kleinen Firma selbstständig. Bereits nach zwei Jahren erzielte er spektakuläre Umsätze. Als er seinen Erfolg durch den Erwerb einer Luxuslimousine nach außen dokumentierte, beobachtete er eine erstaunliche Veränderung in seiner Umgebung. So fielen ihm seitdem seine Schwiegermutter und seine Schwägerin häufig spontan um den Hals, was sie vorher nie taten, plötzlich galt sein Wort etwas, wohingegen man ihn früher nie wirklich ernst nahm. Wo auch immer er hinkam, behandelte man ihn freundlicher und zuvorkommender. Stefan löste auf einmal allein durch sein Erscheinen überall Hochgefühle aus. Die Menschen um ihn herum wollten an seinem Erfolg partizipieren und fühlten sich durch ihn aufgewertet. Manche allein durch die Tatsache, dass sie ihn kannten. Andere waren begeistert, wenn sie bemerkten, dass seine noble Karosse, die da vor ihrer Türe parkte, auch von ihren Nachbarn wahrgenommen wurde. Es schien, als glaubten sie, dass dadurch ihr eigener Status und ihr eigenes Prestige vergrößert wurden.

Es gibt in der Kollektivneurose viele ähnliche Stimmungsheber, etwa wenn man mit einem Arzt befreundet ist, bei einem Staranwalt eingeladen ist, mit einem Großindustriellen per Du ist oder wenn man einen kennt, der einen kennt, der den »Promi« XY kennt.

Sich in der Nähe der Reichen, der Berühmten und der Schönen aufhalten dürfen, mit ihnen reden, von ihrem Glanz ein paar Lichtstrahlen abbekommen – all das sind ganz besondere Highlights in der Welt der Kollektivneurose. Bei einer solchen Konstellation fühlen sich beide als Gewinner. Der Gehemmte kann sich über den Kontakt mit dem Kompensator aufwerten, der Kompensator kann sich an dem Gehemmten stabilisieren. Doch so angenehm diese Situation für beide Seiten auch sein mag, sie darf nicht darüber hinwegtäuschen, dass sich beide – menschlich gesehen – kaum näher kommen. Es kommt zu keinem wirklichen Austausch von Anlagen und Energien, sondern lediglich zu gegenseitiger Kompensation von Eigenwertdefiziten. Zusätzlich zu dieser Problematik muss ferner noch abgeklärt werden, ob man selbst zur Kategorie der Energieräuber zählt und sich nur deshalb wohl fühlt, weil man sich von den Energien der anderen nähren und an den Schwächen der anderen stabilisieren kann oder ob man tatsächlich Menschen begegnet, die als Energiespender einen starken und positiven Einfluss ausüben:

Partner und Mitmenschen, die unseren Mut stärken, uns Kraft geben und uns unterstützen bei Pionierarbeiten, Erfindungen und Pilotprojekten.

Partner und Mitmenschen, die uns animieren, aktiv zu werden oder auf einem bestimmten Gebiet die Initiative zu ergreifen.

Partner und Mitmenschen, die unseren Eigenwert stärken.

Partner und Mitmenschen, die uns im Gespräch befruchten und uns neue Informationen bringen.

Partner und Mitmenschen, von denen wir etwas lernen können.

Partner und Mitmenschen, die eine gute Stimmung verbreiten und es immer wieder schaffen, uns in eine angenehme Stimmung zu versetzen.

Partner und Mitmenschen, die die Kochkunst beherrschen und uns lukullische Freuden bescheren.

Partner und Mitmenschen, die unsere Gefühle entfachen, die Hochgefühle und Optimismus auslösen.

Partner und Mitmenschen, die unsere seelische Eigenart akzeptieren und unterstützen.

Partner und Mitmenschen, die durch ihre harmonische Ausstrahlung eine beruhigende Wirkung auf uns haben.

Partner und Mitmenschen, die uns bei unseren Unternehmungen unterstützen.

Partner und Mitmenschen, die behutsam konstruktive Kritik üben und somit zu einer Verbesserung unseres Verhaltens oder unserer Vorgehensweisen beitragen.

Partner und Mitmenschen, die aufgrund ihrer Attraktivität einen erfreulichen Anblick bieten.

Partner und Mitmenschen, die unsere erotische Energie

entfachen z.B. durch Dirtytalking oder zärtliche Worte, ästhetische und erotische Kleidung wie verführerische Dessous.

Partner und Mitmenschen, die uns dabei behilflich sind, unsere Sexualphantasien zu verwirklichen.

Partner und Mitmenschen, die konstruktive Vorschläge unterbreiten.

Partner und Mitmenschen, die uns geistig anregen sowie unsere Lebensphilosophie erweitern und bereichern.

Partner und Mitmenschen, die uns fördern.

Partner und Mitmenschen, die uns Halt und Sicherheit geben, auf die wir uns verlassen können, die immer zu uns halten.

Partner und Mitmenschen, in deren Anwesenheit wir unsere besten Einfälle haben.

Partner und Mitmenschen, die uns zum Lachen bringen, durch ihren Humor, durch ihre Spontanität und Schlagfertigkeit, durch ihr Talent zur Imitation, durch ihre Art, etwas zu karikieren.

Partner und Mitmenschen, die uns durch ihre Intuition befruchten.

Partner und Mitmenschen, die mit ihrer reichen Phantasie unsere eigene anregen.

Partner und Mitmenschen, die uns dabei helfen, unsere Wünsche und Träume zu verwirklichen.

Im Grunde genommen ist es klar: Es gilt nicht nur, die Energieräuber wegzulassen – da hat man es im Leben schon leichter, weil man wenigstens seiner eigenen Energie nicht verlustig geht – sondern auch dafür zu sorgen, dass man sich mehr und mehr mit Energiespendern umgibt. Ein Energiespender stärkt die eigene Lebensenergie, indem er sie stimuliert und aktiviert und indem es möglich ist, sich mit ihm – auf welchen Gebieten auch immer – auszutauschen. Ein lustiges oder informatives Gespräch, ein positiver verbaler Austausch baut auf. Man kommt aus solchen Geprächen gestärkt heraus und oft hält diese gesteigerte Energie dann sogar den ganzen Tag über an.

Entweder man befruchtet sich gegenseitig oder der Partner und die Mitmenschen können einem etwas geben, das man selbst notwendig braucht oder man kann umgekehrt selbst etwas geben, was jene dringend benötigen.

Sind Energiespender unter sich, bereichern sie sich gegenseitig. Um besser beurteilen zu können, inwieweit jemand Energiespender oder Energieräuber ist, kann man sich folgender Checkliste bedienen.

Lebensgebiet	Partner oder Mitmensch spendet Energie	neutral	Partner oder Mitmensch raubt Energie
Durchsetzung	☐	☐	☐
Initiative	☐	☐	☐
Eigenwert	☐	☐	☐
Status und Prestige	☐	☐	☐
Kommunikation	☐	☐	☐
Stimmung	☐	☐	☐
Gefühl	☐	☐	☐
Zärtlichkeit	☐	☐	☐
Sexualität	☐	☐	☐
Selbstverwirklichung	☐	☐	☐

Unternehmungen	☐	☐	☐
Sauberkeit und Ordnung	☐	☐	☐
Geschmack	☐	☐	☐
Erotik	☐	☐	☐
Macht	☐	☐	☐
Geist	☐	☐	☐
Rechte	☐	☐	☐
Humor	☐	☐	☐
Intuition	☐	☐	☐
Phantasie	☐	☐	☐

Selten ist jemand ausschließlich Energiespender oder Energieräuber. Doch je mehr bei jemandem der Energieraub überwiegt, umso vorsichtiger heißt es im Kontakt mit diesem zu sein. Hat man es primär mit Energieräubern zu tun, dann bedeutet dies, dass man entsprechende Lernaufgaben zu bewältigen hat, wie an anderer Stelle aufgezeigt. Gehört hingegen der Partner oder ein Mitmensch überwiegend zu den Energiespendern, kann man sich getrost zurücklehnen und freuen. In diesem Fall hat man offenbar schon einiges gelernt, sonst hätte man dieses Glück wohl nicht angezogen.

Der Einzelne kann hier fünf gerade sein lassen; er braucht sich nicht zu verstellen; er kann sich geben, wie er ist und wird trotzdem geliebt und geachtet.

In diesem Zusammenhang ist es wichtig, sich darüber im Klaren zu sein, dass diese Checkliste immer einen **subjektiven** Charakter hat. Deshalb sollte man nie einen Menschen pauschal als Energieräuber bezeichnen, denn er kann für einen anderen auf demselben Gebiet, auf dem er einem zu schaffen macht, als Energiespender fungieren.

Bernd E. (28) z.B., begeisterter Motorsportfan, fuhr von seiner Heimatstadt München aus zu sämtlichen Veranstaltungen des Formel-1-Rennwagen-Zirkus. Für Stella, seine Frau, waren die Fahrten bzw. Flüge nach Monte Carlo,

Monza, Indianapolis usw. ein Gräuel. Aus Liebe zu Bernd passte sie sich seinem Hobby an und langweilte sich in diesen Orten zu Tode. Viel lieber wäre es ihr gewesen, jedes Wochenende gemütlich zu Hause zu verbringen. Bernd war für Stella ein massiver Energieräuber auf dem Gebiet »Unternehmungen«, denn auch an den übrigen Wochenenden des Jahres wollte er stets etwas unternehmen – z.B. mal schnell nach Salzburg zum Kaffeetrinken fahren, ein andermal einen kurzen Abstecher zum Shoppen nach Mailand machen.

Einige Jahre später konnte Stella Bernds Ruhe- und Rastlosigkeit – so ihre subjektive Sicht – einfach nicht mehr ertragen und trennte sich von ihm. Kurze Zeit später lernte Bernd Petra kennen, die voller Begeisterung zu den Autorennen in die verschiedenen Städte mitfuhr. Petra über Bernd: »Klasse! Endlich habe ich einen Mann kennen gelernt, der nicht immer langweilig am Wochenende zu Hause herumsitzen will, sondern mit mir was unternimmt!« Für Petra war Bernd auf dem Gebiet Unternehmungen kein Energieräuber wie für Stella, sondern ein Energiespender. Durch ihn lebte sie richtig auf und sprühte nur so vor Lebensfreude.

Ferner gilt es bei der Checkliste zu beachten, dass nicht für alle Menschen die Punkte auf den verschiedenen Lebensfeldern gleich wichtig sind und daher die Intensität des Energieraubs oder der Energiespende oft völlig unterschiedlich empfunden wird. So gibt es bei manchen Menschen Gebiete, auf denen ein Energieraub nicht sonderlich belastend erscheint, dafür sind andere Lebensbereiche für sie von so eminenter Wichtigkeit, dass selbst der geringste Energieverlust bei ihnen »allergische« Reaktionen auslöst.

Auch kann es sein, dass jemand auf einem spezifischen Lebensgebiet extrem bedürftig ist und deshalb dort von den Energiespenden seines Partners so stark profitiert, dass er sich woanders als Ausgleich ohne Murren Energien entziehen lässt.

> *»Wenn du hervorbringst,*
> *was in dir ist, wird das,*
> *was du hervorbringst*
> *oder ausdrückst,*
> *dich heilen.*
> *Wenn du nicht hervorbringst,*
> *was in dir ist,*
> *vermag das,*
> *was du nicht hervorbringst,*
> *dich zu zerstören.«*

Energiespender: Umfeld

Faktoren oder Dinge, deren ungünstige Wirkung wir in dem Kapitel »Energieräuber: Umfeld« kennen gelernt haben, können umgekehrt auch als Energiespender fungieren, und zwar umso eher, je mehr sie dem eigenen Geschmack oder den eigenen Vorstellungen entsprechen. Am günstigsten ist es, nur eine Umgebung oder ein Umfeld aufzusuchen, das zum eigenen Wesen passt, sowie all das, was man an Anlagen, Bildern und Vorstellungen in sich trägt, Stück für Stück in der Außenwelt zu materialisieren bzw. zu verwirklichen.

In letzter Zeit ist der Begriff »Selbstverwirklichung« arg strapaziert worden. Was genau ist darunter zu verstehen?

Wer eine Potenz oder Energie nicht realisiert, muss leiden, da sich in diesem Fall die Lebensenergie gegen einen selbst wendet. Leben und Lust verkehren sich in Leiden und Schmerz. Wenn also jemand von seinem Leiden spricht, kann man daraus schließen, dass er seine Talente und Möglichkeiten nicht genügend entfalten, sie nicht zutage treten lassen, sie gleichsam nicht ans Licht bringen konnte. Während durch Verdrängung ein Nährboden für die verschiedensten Krankheiten und Leiden entsteht, hängt eine Gesundung also primär davon ab, ob es gelingt, eine Anlage mehr und mehr auf die Sonnenseite des Lebens zu ziehen, auf die Verwirklichungsseite. Der Kranke sollte sich also fragen: »Für welches Bedürfnis, für welche Vorstellung, für welchen Wunsch, für welchen Traum, für welche Schöpfung (Kind, Bild, Buch, Musikstück usw.), für welches Geschäft, für welches Unternehmen oder für welches Projekt steht meine Krankheit als Ersatz?« So erkrankte Marga S. an einer Gebärmutterzyste, weil ihr Wunsch nach einem Kind aufgrund der angespannten Finanzlage der Familie unerfüllt geblieben war, hatte Hannes P. ständig Bakterien im Urin, weil er nicht damit fertig wurde, dass seine Partnerin sich ihm sexuell verweigerte, erkrankte Sophia L. an chronischer Bronchitis, weil sie seit ihrer Eheschließung vor drei Jahren ihr Bedürfnis, jede Woche drei- bis viermal abends auszugehen nicht mehr stillen konnte, zog Ottokar B. sich eine Myokarditis zu, weil er ein Projekt, das ihm schon lange vorschwebte aufgrund eines Rechtsstreits nicht realisieren konnte.

Eine Anlage möchte also immer ans Licht, sie wird aber aufgrund von Moral und Konvention, von Normen und Idealen, von Anlagen-Defiziten oder eines Mangels an Kraft und Durchsetzungsvermögen daran gehindert. Verwirklichung hingegen bedeutet, das Leben aus seinem verzauberten, verdrängten, kranken Zustand zu erlösen. Verwirklichen heißt heilen! Bildlich gesprochen geht es dabei darum, all seinen darbenden Anlagen den Odem des Lebens einzuhauchen, sie mit der Wärme der Sonne bestrahlen zu lassen, sie zu durchbluten und ihr neue Energie zuzuführen. Nur durch Handeln können Anlagen und Inhalte in äußere Formen umgewandelt werden. Es gilt, eigene Konzepte für die Hauptfelder des Lebens zu entwerfen und konsequent umzusetzen statt zu versuchen, nach vorgegebenen, wesensfremden Modellen zu leben. Wenn es jemand nicht schafft, sein Leben kreativ und bewusst zu gestalten, so wird dessen Unbewusstes schöpferisch und »konstruiert« aus den verdrängten Vorstellungen, Wünschen oder Trieben symbolhaft Krankheitssymptome bzw. negatives Schicksal.

Wer eigene Lebensmodelle oder Wunschbilder in materielle Formen umwandelt, die auf die eigene Entwicklungsphase, die eigenen Bedürfnisse und die eigene Individualität zugeschnitten sind, betreibt daher aktive Schicksalsprophylaxe. Solche neuen Formen wirken positiv auf die Psyche zurück. Sie bauen auf, bereichern die innere Gefühls- und Gedankenwelt und tragen so zum persönlichen Wohlbefinden bei.

Es handelt sich also dabei nicht einfach nur um bloße Materie, sondern um die Materialisation bzw. Sichtbarmachung von Gefühlen, Gedanken, Vorstellungen, Wünschen und Träumen.

So ist ein Haus, das jemand nach seinen eigenen Vorstellungen für sich gebaut hat, mehr als lediglich ein Bestandteil seines Gesamtvermögens, vielmehr hat etwas von dessen Wesen Gestalt angenommen. Deshalb sagt man auch: »Zeige mir dein Haus (oder deine Wohnung) und ich sage dir, wer du bist!«

Hinzu kommt: Mit einem eigenen Haus kann man nicht nur seinen Besitztrieb befriedigen, es ist außerdem möglich, sich damit vielfältige Möglichkeiten zu erschließen, um Wesensmerkmale des eigenen Selbst zu erfahren und auszudrücken. So kann Hausbesitz für jeden Einzelnen die verschiedensten Bedeutungen haben. Der eine assoziiert damit Macht, Status und Prestige, ein anderer Geborgenheit, wieder ein anderer fühlt sich dadurch frei und unabhängig oder freut sich über die Möglichkeit, seinem Stolz Ausdruck zu verleihen. Es kann aber auch sein, dass über das Eigenheim mit Garten erst das eigene gärtnerische Talent entdeckt und diesem dadurch ein Betätigungsfeld geboten wird oder die eigenen handwerklichen Fähigkeiten dadurch erst zum Tragen kommen.

Ein anderes Beispiel: Durch Zufall entdeckte Tatjana S. (28) eines Tages ihr Talent für Gestaltung und Formgebung. An einem regnerischen Sonntagvormittag entwarf sie mehr spielerisch verschiedene Designs für Bettwäsche. Als sie diese Entwürfe mehreren Leuten zeigte, stieß sie allgemein auf Begeisterung. Tatjana fackelte nicht lange: Schon kurze Zeit später baute sie eine eigene Weberei auf, und bald belieferte sie große Kaufhäuser im In- und Ausland. Nachdem sie ihrem Talent zum Durchbruch verholfen hatte, ergaben sich eine Fülle von Gelegenheiten, andere Anlagen auszubilden und einzusetzen – ihr Organisationstalent, ihre Managementfähigkeiten, ihre Fähigkeit der Mitarbeiterführung, ihre wirtschaftlichen Fähigkeiten, ihr Verhandlungsgeschick ... Als selbständige Unternehmerin und Geschäftsfrau lebte Tatjana regelrecht auf.

Gehen wir noch einmal im Zusammenhang »Energiespender: Umfeld« auf den Prozess der eigenen Identitätsfindung ein.

Im Grunde gibt es hierbei drei verschiedene Typen:

1. Diejenigen, die nicht nach ihrer ureigenen Identität suchen

Diese fühlen sich in dem Milieu wohl, in das sie hineingeboren wurden. Die Betreffenden glauben an die althergebrachten Normen, Gebote, Verbote und Moralgesetze, sie halten diese für vernünftig und angemessen.

Dieses herkömmliche Denken verlangt nach Formen, die einen konservativen oder konventionellen Charakter haben. Ein Mensch mit einem solchen Gedankengut fühlt sich wohl in den vorgegebenen Formen der Gesellschaft. Er eckt daher nirgends an. Er fühlt sich vielleicht geborgen im örtlichen Heimat- oder Schützenverein, kleidet sich womöglich in Tracht, lacht und tanzt in der Faschingszeit und ist am Aschermittwoch traurig. Er hat keine größeren Probleme beim

Hausbau – er baut konventionell – eben so, wie man im Allgemeinen baut. Auch bei der Inneneinrichtung des Hauses hat er meist wenig Schwierigkeiten, da er fast überall die Formen für seinen Geschmack, der aus seinem Fühlen und Denken resultiert, vorfindet. Er braucht fast nie lange zu suchen, denn was ihm gefällt, ist überall erhältlich. Da es an allen Ecken und Enden das gibt, was er sich vorstellt, wird er permanent in seinem So-Sein bestätigt und bestärkt. Er hat es daher verhältnismäßig leicht im Leben, meint, kaum etwas in Frage stellen zu müssen, wird allerorts geachtet und anerkannt. Da bei ihm Inhalt und Form in der Regel im Einklang sind, ist er im Großen und Ganzen mit sich und der Welt zufrieden.

2. Diejenigen, die nach ihrer ureigenen Identität suchen

Die Sucher wollen nicht zu Hause bei »Muttern« oder in der Dorf- oder Sippengemeinschaft bleiben. Sie ziehen in die weite Welt, brechen zu neuen Ufern auf, sie wollen entdecken, wer sie wirklich sind. Industrie und Wirtschaft leben primär von den ewigen Suchern. Je weiter diese von der Entdeckung ihrer wahren Identität entfernt sind, desto verunsicherter sind sie gewöhnlich. Daher neigen sie verstärkt dazu, sich an der Mode, den jeweiligen Zeitströmungen oder an dem, was gerade in ist, zu orientieren, daher erneuern sie immer wieder ihre Garderobe, ihre Wohnungseinrichtung, ihr Auto usw. Täten sie das nicht, hätten sie die Befürchtung, von Freunden und Kollegen darauf angesprochen zu werden. Ein altes Automodell zu fahren, hat in manchen »Sucher-kreisen« schon einen leicht asozialen Touch. Wenn die Sucher ihre materiellen Dinge nicht immer wieder erneuern, dann meist nur deshalb, weil sie nicht die finanziellen Mittel dafür aufbringen können. Sucher sind gleichsam rund um die Uhr damit beschäftigt, up to date zu sein und versäumen gerade dadurch, das zu finden, wozu sie eigentlich aufgebrochen waren. Zwar ziehen sie aus den Dingen, die sie erwerben, kurzzeitig Freude und Kraft, aber auf lange Sicht erschöpfen sie sich auf ihrer steten Suche.

3. Diejenigen, die ihre ureigene Identität gefunden haben

Diese haben sich aus dem Wirrwarr der vorgegebenen Meinungen, Moderichtungen und Trends herausmanövriert und zu ihrer ureigenen Identität gefunden. Sie haben den Mut aufgebracht, jeden Tag ein bisschen mehr von ihrer Identität in der Außenwelt auszudrücken. Dies ist ihnen ein Bedürfnis geworden. Jede Form, die für einen eigenen Inhalt geschaffen und in die Welt gebracht wird, bringt einen Menschen seinem wahren Wesen ein Stückchen näher. Auch diejenigen, die ihre Identität gefunden haben, tauschen aus und erneuern, aber nach anderen Kriterien als die Sucher. Nach und nach tauschen sie all das, was nicht genau mit ihrer Identität übereinstimmt, aus gegen etwas, das dieser mehr entspricht, das ihre Seele mehr erfreut. Damit erzielen sie einen doppelten Vorteil: Durch die Beseitigung einer Störung ihrer seelischen Harmonie fällt nicht nur ein Energieräuber weg (allein das wäre bereits eine große Erleichterung für das eigene Persönlichkeitssystem), es tritt auch noch ein Energiespender in Erscheinung, der einem zusätzlich Kraft gibt oder Glücksgefühle vermittelt.

Diejenigen, die »angekommen« sind, ihre Identität also gefunden haben, berichten immer wieder begeistert, wie sie durch all das, was zu ihrer ureigenen Natur passt, sei es ein Gegenstand, eine Pflanze oder auch eine neue Lebensform, immer mehr bestätigt und verstärkt werden. Die Freude, die z.B. eine blühende Pflanze in der eigenen Seele auslösen kann, steht dabei in keiner Relation zu dem Preis, den sie gekostet hat. Man könnte jetzt umgekehrt wie im Kapitel »Energieräuber Umfeld« Berechnungen anstellen, wie viele schöne Stunden und Tage voller Freude man in einem Jahr und dann hochgerechnet in 10 Jahren erlebt, wenn ein Gegenstand einem z.B. jeden Tag 10 Minuten Wohlbefinden verschafft. Wer auch nur ein einziges Mal erlebt hat, wie beglückend es ist, den eigenen Inhalten Formen zu geben, hört damit nicht mehr auf und lässt sich durch nichts davon abhalten. Da die Formen nur ihm entsprechen müssen, brauchen sie nicht ständig wechselnden Moden angepasst zu werden, sie sind daher im Allgemeinen dauerhafter. So wie sich der Energieräuber von der Energie seiner Opfer nährt, so bezieht derjenige, der seine eigene Identität gefunden hat, einen großen Teil seiner Energie aus den Materialisationen seines Selbst. Je mehr er davon verwirklicht hat, desto mehr Kraft fließt ihm daraus zu, denn wenn das Außen mit dem Innen stimmig ist, wird das Innen durch das Außen bestätigt und bestärkt und das eigene Wesen blüht auf.

Möglichkeiten, Kraft und Energie aufzubauen

Bevor wir die Möglichkeiten erörtern, wie Energien aufgebaut werden können, hier eine Übersicht, was alles bei einem Menschen bewirken kann, dass er sich energetisch aufgeladen fühlt:

Übersicht

Sport und Bewegung	bauen auf
finanzielle Gewinne	bauen auf
lukullische Speisen	bauen auf
Vorräte	bauen auf
Genuss	baut auf
fruchtbare, informative Gespräche	bauen auf
neue Informationen	bauen auf
neue technische Geräte	bauen auf
Zärtlichkeit	baut auf
Blumen in Heim und Garten	bauen auf
eine schöne Wohnung	baut auf
erfüllende Sexualität	baut auf
Selbstverwirklichung	baut auf
Spiel	baut auf
Sauberkeit	baut auf
Erotik	baut auf
Macht	baut auf
Sinn	baut auf
Recht haben	baut auf
Verantwortung	baut auf

Karriere	baut auf
Erfolg	baut auf
Freizeit	baut auf
Freiheit	baut auf
Unabhängigkeit	baut auf
neue Ideen	bauen auf
Utopien	bauen auf
Phantasie	baut auf
viele Möglichkeiten und Alternativen	bauen auf

Das alles ist dazu angetan, angenehme Gefühle zu erwirken und eine gute Stimmung zu erzeugen. Doch jedes Individuum hat andere Präferenzen. Dem einen mögen große Lebensmittelvorräte im Haus ein Gefühl der Sicherheit verleihen, für einen anderen haben sie praktisch keine Bedeutung. Manch einer ist ganz begeistert, wenn seine Wohnung sauber und aufgeräumt ist, ein anderer braucht ein gewisses Maß an Unordnung, um sich wohl zu fühlen.

Der Einzelne sollte sich also fragen: Was baut mich auf? Was erfüllt mich mit Freude? Was sind meine Prioritäten?

Als Nächstes heißt es, sich zu überlegen, auf welche Weise eine Energie, ein Persönlichkeitsanteil, eine Anlage oder Fähigkeit aufgebaut und verstärkt werden kann. Hierfür gibt es vier Möglichkeiten:

1. durch Ausbildung der Anlage oder Fähigkeit.

Wer z.B. seine rhetorischen Fähigkeiten stärken will, könnte seinen Wortschatz erweitern oder Rhetorikkurse besuchen, wer sein Organisationstalent fördern will, kann sich darüber Fachliteratur besorgen oder an Wochenendseminaren über Management teilnehmen. Es ist überaus wichtig, dass eine Anlage oder Fähigkeit mit Inhalt gefüllt wird, dass sie Substanz bekommt, dass sie ständig weiterentwickelt und differenziert wird.

2. durch das Ausleben der betreffenden Anlage.

Es gehört zum Wesen jeder Fähigkeit und jeder Anlage, dass diese sich entfalten wollen. Wer sportlich veranlagt ist, möchte diese natürliche Begabung auch durch entsprechende sportliche Leistungen in der Außenwelt zum Ausdruck bringen, wer über kreative Anlagen verfügt, möchte damit auch Erfolg und Anerkennung erzielen.

Nur durch ständiges Einsetzen und Ausleben kann eine Anlage gestärkt und ausgebaut werden. So wie jeder nicht oder zu wenig benutzte Muskel degeneriert, so verkümmert auch jede Anlage, die nicht eingesetzt wird: »Use it or loose it!«

Aber der Einsatz einer Energie muss wohl dosiert sein. Wird von einer bestimmten Energie zu wenig oder zu viel investiert, können sich die gewünschten Ergebnisse nicht einstellen. Hierbei verhält es sich so ähnlich wie beim menschlichen Blutdruck. Weder ein zu niedriger noch ein zu hoher Blutdruck ist wünschenswert.

Innerhalb des eigenen Persönlichkeitessystems kann es aber sehr wohl des Öfteren zu Überkompensationen kommen, etwa, wenn sich jemand in Bezug auf Bildung gehemmt fühlt, dafür aber bei sportlichen Aktivitäten übertreibt. Die Folge: Er wird verletzungsanfälliger. Es ist also immer das richtige Maß entscheidend. Sowohl bei Überschreitung als auch bei Unterschreitung wird die Energie nicht auf- sondern abgebaut. Das richtige Maß ist keine feste Größe, vielmehr muss es von jedem einzelnen Menschen selbst gefunden werden. Besonders schwierig wird dies, wenn Gefühle wie Aggression, Wut, Depression oder übertriebener Ehrgeiz dabei im Spiel sind und Störungen hervorrufen.

3. durch den Austausch mit anderen.

Indem der Einzelne seine Anlagen oder Fähigkeiten einbringt, entsteht ein Austausch mit seinen Mitmenschen –

etwa, wenn er Informationen einholt oder weitergibt, Zärtlichkeiten schenkt oder empfängt, seine Ideen mit anderen bespricht usw. Jeder konstruktive Austausch schenkt Freude und lädt die entsprechende Anlage auf, ähnlich wie eine Batterie durch ein Ladegerät aufgeladen wird. Dabei kommen die Energien in einen freien Fluss, was positive Konsequenzen auf den verschiedenen Lebensgebieten hervorruft.

4. durch das Schaffen von Bezügen in der Außenwelt.

Jeder Persönlichkeitsanteil, jede Anlage oder Energie eines Menschen benötigt einen Bezug zur Außenwelt – die Diskussionsfähigkeit braucht z.B. einen Gesprächskreis, die sportliche Anlage einen Sportclub, der Machtdrang einen Vorstandsposten, der Freiheitsdrang eine Zweitwohnung in den Bergen oder am Meer.

Dieser äußere Beziehungspunkt, also das, worauf sich die Anlage **bezieht, bestätigt** und **verstärkt** die jeweilige Anlage. Ohne Bestätigung und Verstärkung bleibt eine Anlage schwach, sie kann sich sogar zurückbilden. Projektionen oder Beziehungspunkte kann man als Widerspiegelung der eigenen Identität auffassen.. Sie zeigen einem an, wer man wirklich ist und auf welchem Entwicklungsstand man sich befindet.

Wer für seine Inhalte eine stimmige Form gefunden hat, ist in der Regel ausgeglichen und zufrieden. Seine Anlagen sind in einem harmonischen Zustand und dadurch resistenter gegenüber Krankheit und frühem Tod.

Kann man den Alterungsprozess stoppen?

Wenn wir uns vor Augen führen, wie viel Energie wir gewöhnlich durch Energieräuber – reaktive Gefühle, antiquierte Gedanken, nervende Mitmenschen, eine belastende oder frustrierende Umgebung – verlieren, ist es verwunderlich, dass wir überhaupt noch leben. Das spricht für die immense Lebenskraft, die wir von der Natur mitbekommen haben!

Manchmal gleichen die Energiespender die Energieräuber aus oder überwiegen gar und man erfreut sich deshalb relativ guter Gesundheit.

Doch nach unseren Recherchen sind Energiespender in der Kollektivneurose sehr viel seltener anzutreffen als Energieräuber, die insbesondere im Gefühlsbereich und auf geistigem Gebiet in der Überzahl sind. Nicht auszudenken, wie gut es einem ginge, wenn man sich von Energieräubern weitgehend fern halten und sich überdies mit Energiespendern umgeben könnte.

Es liegt die Vermutung nahe, dass man auf diese Weise den Alterungsprozess entscheidend verlangsamen, vielleicht auch stoppen kann. Oder könnte sogar eine Verjüngung eintreten? Man verliert ja kaum mehr Energie und gewinnt permanent welche dazu. Bisher ist diese Frage nicht wissenschaftlich erforscht worden.

Abwenden von Ursachen für vorzeitiges Ableben

Die Umwandlung von Todesursachen in Überlebensursachen

Wir haben festgestellt, dass es trotz Verfehlungen gegen das eigene Selbst bzw. trotz großer Energieverluste durch Energieräuber möglich ist, ein passables Lebensalter zu erreichen, wenngleich natürlich nicht die von der Natur vorgesehene maximale Lebenszeit von etwa 120 Jahren.

Nun gibt es aber Ursachen und Fallen, die ein allzu frühes Ableben erwirken.

Deshalb heißt es, diesen auf die Spur zu kommen und gleichzeitig auch aufzuzeigen, wie man sie umgehen kann, bzw. wie man sich gegebenenfalls aus solchen Fallen wieder herausmanövrieren kann.

Hier die vier wichtigsten Ursachen:

1. Wegfall einer Hauptkompensations- oder Projektionsfläche.

Lösung: Diversifikation
Aufgrund einer anachronistischen Schulbildung weist fast jeder Mensch in der Kollektivneurose Defizite auf den verschiedensten Lebensgebieten auf. Wenn diese Defizite kompensiert werden, ist dies zunächst günstig, birgt aber immer die Gefahr in sich, dass es eines Tages zu einer Dekompensation kommt. Defizite drängen aber auch zur Projektion: Wenn etwa jemand selbst die Kompensation nicht schafft, projiziert er auf einen Menschen in seinem Umfeld die Erwartung, dass jener stellvertretend für ihn die Kompensationsleistung vollbringt.

Etwa, wenn der Vater eines Jungen große Bildungsdefizite aufweist und wenig Möglichkeiten sieht, sich selbst auszugleichen, wird er vielleicht alles daransetzen, dass sein Sohn eine akademische Laufbahn einschlägt. Kann Letzterer tatsächlich dieser Projektion entsprechen, bleibt das Persönlichkeitssystems des Vaters intakt. »Versagt« der Sohn, scheitert er vielleicht schon am Gymnasium, muss der Vater seine Projektion zurücknehmen und ist dadurch gesundheitlich gefährdet. Die (unerlöste) Energie, die ursprünglich beim Sohn gebunden war, wird nun mangels anderer Möglichkeiten auf seinen eigenen Leib projiziert und schließlich als Krankheit »ausgetragen«. Man kann sich oft gar nicht vorstellen, wie viele Faktoren eine persönlichkeitsstabilisierende Funktion haben können.

So erkrankte z.B. Liselotte K. zwei Monate nach der Scheidung ihrer Tochter an einem Nervenleiden. Ruth L. musste sich einer Gallenoperation unterziehen, nachdem ihr Sohn sein Haus, auf das sie so stolz war, verkauft hatte. Wer kommt schon darauf, dass die Ehe der Tochter oder das Haus des eigenen Sohnes so eminent bedeutsam für die betreffende Person ist, dass die Auflösung der Ehe und der Verkauf des Hauses deren ganzes Persönlichkeitsgefüge aus dem Gleichgewicht bringt? Kaum jemand, der nicht psychosomatisch geschult ist, brächte die Krankheit mit dem vorhergehenden Ereignis in Verbindung.

Kurzum: Legt jemand sein Lebensschiff an einen einzigen Anker oder hat er lebenswichtige Energien auf andere Personen projiziert, ist er immer in Gefahr zu erkranken oder einem frühen Tod zum Opfer zu fallen.

Michael L. (38), Versicherungsvertreter, ein dynamischer, stets braungebrannter Sonnyboytyp mit Adoniskörper, lebte ein Leben für den Tennissport. Aufgrund seines überdurchschnittlichen Talents wurde er jedes Jahr aufs Neue Club- und Kreismeister.

Sein Aufschlag war bei seinen Gegnern gefürchtet, außerdem hatte er eine »tödliche« Rückhand, die selbst in Bedrängnis geschlagen ihre Wirkung selten verfehlte.

Über den Tennissport war es ihm möglich, seine Defizite in Bezug auf Eigenwert und Bildung auszugleichen. Da er meistens gewann, konnte er auf sportlichem Gebiet Erfolgserlebnisse am laufenden Band verbuchen. Darüberhinaus bekam er Kontakt zu höheren sozialen Schichten und konnte sich daran stabilisieren. Er war mit den Mächtigen des Ortes per Du, man zollte ihm Respekt und Anerkennung.

Auch bei Frauen kam er hervorragend an. Immer wieder sah man Michael mit einer neuen Schönen in seinem Sportwagen davonbrausen. Dieses »Playboylife« endete abrupt, als er eines Tages einen schweren Autounfall hatte, bei dem unter anderem sein linkes Kniegelenk schwer verletzt wurde. Wochenlang lag Michael im Krankenhaus, wo er sich mehreren Operationen unterziehen musste. Trotz aller ärztlichen Bemühungen blieb sein linkes Knie fast steif. So konnte er sich nur noch hinkend fortbewegen. Für Michael brach daraufhin eine Welt zusammen. Zwei Jahre später – Michael hatte inzwischen, da er sich kaum mehr bewegte und aus Frust große Mengen Fastfood aß, erhebliches Übergewicht angesetzt – nahm er sich mit einer Überdosis Schlaftabletten das Leben.

Analyse: Michael hatte es versäumt, sein Leben auf mehrere Beine zu stellen. Er hatte praktisch alles auf eine einzige Karte gesetzt, auf die Karte »Tennis«. Seine anderen Ausgleichsmöglichkeiten waren von dieser »Trumpfkarte« abhängig. Durch seinen Unfall fielen alle wesentlichen Kompensationsflächen auf einen Schlag weg, nämlich

– die Kompensationsmöglichkeit: Tennisplatz.
  Es war ihm nunmehr nicht mehr möglich, sein Selbstwertgefühl zu stärken, indem er seine Gegner vom Platz fegte.
– die Kompensationsmöglichkeit: schöner Body.
  Durch das Hinken und die enorme Zunahme an Gewicht verlor er an Attraktivität.
– die Kompensationsmöglichkeit: honorige Freunde.

Da die Freundschaften nur auf der sportlichen Ebene geschlossen wurden, nicht aber aufgrund einer Wesensverwandtschaft, lösten sie sich nach seinem Unfall bald auf.
– die Kompensationsmöglichkeit: schöne Frauen.
Die Frauen, die er anzog, bewunderten seine Sportlichkeit und seine Dynamik. Sie identifizierten sich mit dem »Winner« und dem »Highlife«, das damit verbunden war. Aufgrund der Folgen des Unfalls war ein solches nicht mehr möglich. Es war deshalb nicht verwunderlich, dass sich die Kontakte mit seinen »Playgirls« schnell verflüchtigten.
– die Kompensationsmöglichkeit: Sportwagen.
Da er als aktiver Topspieler auch Trainerstunden gab, konnte er damit ein zusätzliches Einkommen erzielen. Dies ermöglichte ihm, ein Auto der oberen Klasse zu fahren. Nach seinem Unfall konnte sich Michael dieses Auto nicht mehr leisten.

Da Michael praktisch alles verlor, was ihn ausmachte, was sein Persönlichkeitssystem stabilisierte, glaubte er, seinem Leben ein Ende bereiten zu müssen.
Dieser Tod wäre zu verhindern gewesen, wenn Michael erstens den Grundsatz der Diversifikation beachtet hätte, nämlich sein Persönlichkeitssystem mehrfach abzusichern, zweitens, wenn es ihm wenigstens nach seinem Unfall, unter Umständen mit professioneller Hilfe, gelungen wäre, sich eine neue Welt aufzubauen, in der er auch wieder Freude und Glück hätte empfinden können.

2. Das falsch verstandene Konsequenzprinzip: Wer A sagt, muss auch B sagen.

Lösung: Flexibilität und Variabilität (Wer A sagt, muss **nicht** B sagen)

Viele haben das Konsequenzprinzip so stark verinnerlicht,

dass sie sich gezwungen fühlen, etwas zu tun, das sie überhaupt nicht wollen. Andererseits stellt der Zwang, nach innen wie nach außen konsequent zu sein, eine äußerst wirksame Waffe dar gegen jegliche gesellschaftliche Versuche, uns zu Handlungsweisen zu veranlassen, die eindeutig gegen unsere ureigensten Interessen verstoßen.

Es heißt also, zu unterscheiden zwischen einer Konsequenz, die die geltende Moral vorschreibt oder die allgemein erwartet wird und einer Konsequenz, bei der man – allen Unkenrufen zum Trotz – der eigenen Identität und deren Leitlinie treu bleibt. Nur die erste Form der Konsequenz kann sich ungünstig auf das eigene Persönlichkeitssystem auswirken. Untersuchen wir hierzu den Fall von Kurt D.

Kurt, ein 23-jähriger kaufmännischer Angestellter, wollte vor seinen Freunden als mutig gelten und meldete sich daher zu einem Bungeejumping für den nächsten Tag an. Bei der Anmeldung bezahlte er auch gleich die Gebühr. Am nächsten Morgen – Kurt D. hatte schlecht geschlafen – kamen ihm jedoch große Bedenken, ob er wirklich dieses Risiko eingehen sollte. Doch weil der Preis schon bezahlt war und er sich vor seinen Freunden, die er alle vorher informiert hatte, keine Blöße geben wollte, ließ er sich – entgegen seiner warnenden inneren Stimme, darauf ein. Zunächst schien bei dem Sprung alles gut zu gehen, doch als die Veranstalter Kurt wieder hochhievten, merkten sie, dass er leblos am Seil hing. Die sofort eingeleiteten Wiederbelebungsmaßnahmen blieben erfolglos.

Es wäre für Kurt D. wichtig gewesen, den Mut zu haben, eine einmal getroffene Entscheidung auch wieder rückgängig zu machen. Denn: Wer A sagt, muss *nicht* B sagen.

Falsch verstandene Konsequenz bedeutet demnach, ohne Rücksicht auf die sich ständig verändernden Bedingungen, Umstände, Situationen und Bedürfnisse an einmal gefassten Beschlüssen sowie an den toten Normen der Moral unerschütterlich, ja geradezu sklavisch für alle Zeiten festzuhalten. Die innere und äußere Wirklichkeit des Lebens ist jedoch so unermesslich komplex, dass wir unsere Entscheidungen, gleichgültig, ob es sich dabei um eine Ehe, ein Arbeitsverhältnis oder die Erziehung eines Kindes handelt, in jedem Moment neu nach den Gesetzen des Lebens ausrichten sollten. Das wäre richtig verstandene Konsequenz!

3. Kein eigenes Programm, kein Weg und kein Ziel

Lösung: Eigener Weg und eigene Ziele; Entwurf eines eigenen Lebensprogramms

Richard Totman schreibt in *Was uns krank macht*: »Menschen folgen in ihrem Umgang mit anderen Menschen sozialen Regeln. Wenn sie aufhören, die Regeln zu befolgen, aus welchem Grund auch immer, ist es wahrscheinlich, dass sie erkranken.« Unter diesen »Regeln« versteht er charakteristische Verhaltensformen in Beziehung zur sozialen Umwelt, persönliche Eigenarten in Gespräch und Beschäftigung, Vorlieben, Haltungen und Werte. Selbst das Verhalten von Exzentrikern und Immoralisten richtet sich im Allgemeinen konsequent nach ganz bestimmten Regeln.

Alle möglichen Umstände können einem Menschen die Möglichkeit rauben, die gewohnten sozialen Regeln zu befolgen. Zum Beispiel der Tod des Ehepartners, Pensionierung oder soziale Ächtung. Wissenschaftliche Untersuchungen haben ergeben, dass dabei nicht das Ereignis als solches entscheidend ist, auch nicht die Tatsache, dass solche Ereignisse Kummer verursachen. Es liegt vielmehr vor allem daran, dass sie den Menschen abrupt die Möglichkeit nehmen, sich wie gewohnt ihren Tätigkeiten und gesellschaftlichen Beziehungen hinzugeben und ihnen keine Alternativen liefern.

Walter H. war beruflich als Banker sehr erfolgreich, hatte dafür aber zu Hause nicht viel zu melden. Hier hatte seine

Frau Ulla die Zügel fest im Griff, sie bestimmte fast vollends das gemeinsame Programm. Da Walter keinerlei eigene Konzepte für sein Privatleben hatte, fügte er sich ohne Murren Ullas Anweisungen und Wünschen. Er musste ihr in seiner Freizeit beim Einkaufen von Lebensmitteln, beim Kochen und bei der Gartenarbeit behilflich sein, da Ulla in der Zeit, in der Walter seiner Arbeit nachging, hierfür keine Zeit hatte. In dieser Zeit war sie nämlich ständig in Kaufhäusern und Geschäften unterwegs, um sich das Warenangebot anzuschauen, um Kleider, Kostüme und Hosen anzuprobieren bzw. ihre Garderobe zu komplettieren. Dabei ergatterte sie auch so manches Sonderangebot oder Schnäppchen. Ihrem Mann erzählte sie nie etwas davon. Als Walter schließlich im Alter von 65 Jahren pensioniert wurde, entschloss sie sich, ihre Einkaufsbummel, die zu ihrem zentralen Lebensstil geworden waren, einzustellen. Zwei Jahre später starb Ulla an einem Krebsleiden.

Nun war Walter allein im Haus und hatte niemanden mehr, der ihm sagte, wo es langging. Ein halbes Jahr später lernte er Johanna Z. kennen, eine pensionierte Oberstudienrätin. Von ihr war Walter von Anfang an sehr angetan. Sie sah blendend aus, hatte gute Manieren, Stil und Niveau. Ihr Lebensstil war so ganz anders als der seiner verstorbenen Ehefrau.

Johanna wollte ständig mit ihm Cafés und Restaurants aufsuchen, wollte Ausflüge machen und vor allem des Öfteren in ferne Länder reisen. Nach einiger Zeit machte dieser Lebensstil Walter immer mehr zu schaffen. Er wollte lieber, so wie er es gewöhnt war, zu Hause bleiben und dort nach dem Rechten sehen, also dafür sorgen, dass der Kühlschrank gefüllt, das Haus aufgeräumt und der Garten stets sauber und gepflegt ist.

Trotzdem bemühte sich Walter drei Jahre lang so gut er konnte, sich nach Johannas Programm zu richten, dann starb er an einem Herzinfarkt.

Was lief hier ab? Warum musste – psychoanalytisch und

psychosomatisch gesehen – zuerst Ulla und schließlich Walter sterben?

Bei Ulla ist der Grund dafür einfacher zu verstehen. Nach Walters Pensionierung verlor sie durch ihren Verzicht auf ihre gewohnten Aktivitäten zwischen 9 und 17 Uhr ihr hauptsächliches Kompensationsmittel. Zu Hause mit ihrem Mann fühlte sie sich in dieser Zeit unfrei und unglücklich. Da sagte ihr Unbewusstes: »Wenn wir nicht einmal mehr selbst bestimmen können, was wir tagsüber tun, dann schalten wir um auf Selbstvernichtung!«

Aber warum musste auch Walter sterben?

Als seine Frau Ulla starb, nahm sie auch das gemeinsame Programm mit ins Grab. Da er nach 30 Jahren Fremdbestimmung nicht mehr imstande war, ein eigenes und neues Programm für sein Privatleben zu entwickeln, musste sein Unbewusstes dafür sorgen, dass er über eine neue Partnerin wieder zu einem Programm kam. Weil aber Johanna ihm ein für ihn falsches Programm vorgab, eines, mit dem er sich nicht identifizieren konnte, wendete sich diese Lebensenergie gegen sein Herz.

Wie wäre denn die Situation zu beurteilen, wenn er einer Frau begegnet wäre, die ihm ein Programm vorgegeben hätte, das dem seiner verstorbenen Frau ähnlich gewesen wäre? In diesem Fall hatte er – vom Standpunkt der Psyche aus betrachtet – wenigstens noch so lange leben können, bis sich seine Lebenskraft durch das andauernde Dienen erschöpft hätte – das wären immerhin noch mindestens 10 Jahre gewesen! Er hätte im Sinne eines in seinen Augen »vernünftigen« Programms funktionieren können und seine Energien nicht für etwas verwenden müssen, gegen das sein inneres Wesen rebellierte.

Noch günstiger allerdings hätte sich sein Schicksal gestaltet, wenn es ihm möglich gewesen wäre, ein für ihn geeignetes Konzept für sein Privatleben zu entwerfen, wenn er – am besten schon während seiner Ehe mit Ulla – **eigene** Interessen und Hobbys entwickelt hätte. Dann hätte er sich auf seine Pensionierung freuen können, da ihm dadurch mehr Zeit geblieben wäre, sich seinen Interessen und Hobbys zu widmen und diese weiter auszubauen. Dies wäre wiederum auch für Ulla günstig gewesen, weil sie in diesem Fall nicht gänzlich auf ihre Stadtbummel hätte verzichten müssen.

Betrachten wir in diesem Zusammenhang einen hypothetischen Vergleich zwischen zwei Männern, die kurz vor der Pensionierung stehen. Nehmen wir an, der eine sei ein eifriger Familienvater, begeisterter Briefmarkensammler, exzellenter Schachspieler und Mitglied eines Alpenvereins; und nehmen wir weiter an, der andere habe keine Familie und keine Hobbys oder Interessen nur seine Arbeit.

Offensichtlich wird der Erstere eher gegen eine Situation geschützt sein, die mit einer Verschlechterung der Gesundheit oder gar mit einem frühen Tod verbunden ist, weil seine regelmäßige Beschäftigung mit Dingen, die nicht zu seiner Arbeit gehören, bedeutet, dass er Gruppen von Regeln besitzt, die auch nach seiner Pensionierung noch wirksam sein werden. Letzterer dagegen verfügt nur über vergleichsweise spezialisierte Regeln, von denen die wenigsten dem Leben außerhalb seiner Berufstätigkeit angemessen sind. Wenn er nicht mehr berufstätig ist, sieht er sich einer Zeit der Anpassung gegenüber, die zunächst auf eine wesentliche Umstrukturierung seines inneren »sozialen Programms« hinausläuft. Er ist ein extremes Beispiel für einen gefährdeten Menschen.

Warum manche Menschen nach dem Tod ihres Partners aufblühen

Die Vorstellung, dass man an einem »gebrochenen Herz« sterben kann oder dass die Trennung von einem Lebenspartner, einem nahen Freund oder Verwandten das Erkrankungsrisiko erhöht, hat sich in der psychosomatischen Medizin durchgesetzt. In den Jahren seit 1950 gingen Forscher daran, diese These wissenschaftlich zu untersuchen. Eine über-durchschnittliche Erkrankungshäufigkeit zeigte sich bei Menschen, die gerade einen solchen Verlust erlitten hatten. Le Shan und Worthington stellten fest, dass die Krebssterb-lichkeitsrate bei Witwen, Witwern und Geschiedenen höher ist als bei verheirateten und ledigen Personen. Bei Krebspa-tienten fand man überdurchschnittlich oft nicht weit zurück-liegende Verluste wichtiger Bezugspersonen, wobei es den betroffenen Personen nicht gelungen war, gleichwertige an-dere Bindungen zu entwickeln. Inzwischen veröffentlichten zahlreiche Psychiater Forschungsergebnisse, die die Hypo-these der »Verlust-Erkrankung« stützen. Ihrer Auffassung nach, sind »Verlust-Erfahrungen« nicht auf Trauerfälle oder Trennungen von Ehe- oder Lebenspartnern beschränkt. Green und andere berichteten, dass ein sehr hoher Prozent-satz von Patienten mit Leukämie und Lymphoma diese Symptomatik unmittelbar nach Erfahrungen entwickelt hät-ten, die mit dramatischen Verlusten verbunden waren und auf die mit Gefühlen der Verzweiflung reagiert wurde.

Wie aber ist die Situation zu beurteilen, wenn jemand nach dem Tod seines Partners erst richtig aufblüht, wenn er erst dann richtig zu leben beginnt, so als wäre er aus einem jahre- oder jahrzehntelangen Dornröschenschlaf erwacht?

Nehmen wir den Fall von Dagmar L. (63). Als Dagmars Ehemann Dietmar im Alter von 64 Jahren durch einen Ver-kehrsunfall ums Leben kam, war dies für sie – nachdem sie sich vom ersten Schock erholt hatte – wie eine Erlösung. Dietmar, ein Verwaltungsbeamter im mittleren Dienst einer staatlichen Behörde, zeigte zu seinen Lebzeiten anderen Menschen gegenüber ein extrem unterwürfiges Verhalten. Dagmar, die von aristokratischer Herkunft war, reagierte da-rauf geradezu »allergisch«, ja oft empfand sie deswegen tiefe Scham. Sie hätte lieber einen »Mann von Format« gehabt, z.B. einen dynamischen Manager in einer hohen Führungs-position. Aufgrund ihres Dominanzstrebens war es ihr nicht möglich, einen solchen anzuziehen, und so musste sie mit dem artigen Dietmar vorlieb nehmen. Dessen servilen Gehorsam wusste sie einerseits für sich zu nutzen, andererseits aber hasste und verachtete sie ihn dafür. Außerdem nervte sie, dass Dietmar jahraus, jahrein immer dieselben Witze erzählte, darüber selbst stets am lautesten lachte und sich mit Vorliebe immer derselben Floskeln und Redewendungen bediente. Auch sonst hatte Dietmar wenig Interessen und er konnte sich nur schwer zu etwas aufraffen. Erst nach Dietmars Tod begann Dagmar, all die Dinge zu machen, auf die sie wegen Dietmar bisher verzichtet hatte. Als Erstes legte sie sich einen Hund zu, einen reinrassigen Dobermann mit dem Namen »King«. Auf diese Weise war gewährleistet, dass ihr Dominanzstreben nicht zu kurz kam, denn »King« gehorchte ihr aufs Wort. Ferner trat Dagmar einem Kulturverein bei, in dem der Besuch von Opern, Operetten, Konzerten und Vernissagen organisiert wurde. Und last, not least konnte sie endlich ihre Reiselust befriedigen. Mindestens zweimal im Jahr buchte sie Reisen in ferne Länder, die sie begeisterten und aufleben ließen. Zudem ging es Dagmar auch finanziell besser als früher. Das Reihenhaus war abbezahlt, sodass sie keine Amortisationsleistungen mehr erbringen musste. Ferner bezog sie neben ihrer eigenen Rente eine Witwenpension. Und auch vom Sozialprestige her – so schien es ihr – schnitt sie jetzt besser ab. War sie doch jetzt eine Beamtenwitwe, und kein Mensch fragte sie nach dem Dienstgrad ihres verstorbenen Mannes.

Die große Frage ist also immer: Fällt man durch den Tod des Partners von der Kompensation in die Hemmung, oder kann man gerade dadurch mehr eigene Bedürfnisse stillen und sich eigene und neue Kompensationsmöglichkeiten eröffnen? Hätte Dagmar statt Dietmar wirklich – so wie es ihr Wunsch war – einen »Rudelführertypen« als Mann gehabt, wären ihre Chancen auf einen erfüllenden und langen Lebensabend nach dessen Tod ungünstiger gewesen. Sie hätte die durch die soziale Stellung eines solchen Mannes bedingten Privilegien verloren und auch an Status und Prestige eingebüßt. Sie wäre unter Umständen in die Hemmung gefallen, was schlimme Folgen hätte haben können.

4. Ausweglosigkeit

Lösung: Finden von persönlichen Alternativen

Olga H. (26), Hausfrau, wuchs in einem Waisenhaus auf. Ihr ganzes Sinnen und Trachten war darauf gerichtet, einmal eine Familie zu gründen, um dort die Geborgenheit und seelische Wärme zu spüren, die sie in ihrer Kindheit schmerzlich vermisst hatte. Dieser Wunsch erfüllte sich, als sie im Alter von 23 Jahren heiratete. Aus der Ehe gingen zwei Kinder hervor. Kurz nach der Geburt ihres zweiten Kindes wurde ihr Ehemann Achim (28), Bauingenieur, wegen einer Veruntreuung aus seinem Arbeitsverhältnis entlassen. Durch diesen Umstand geriet die Familie in wirtschaftliche Schwierigkeiten. Hinzu kam, dass Achim oft nächtelang nicht nach Hause kam. Eines Tages gestand er Olga, dass er eine andere Frau kennen- und liebengelernt hätte und in Kürze in deren Wohnung ziehen wolle. Olgas Lebenstraum war damit geplatzt. Sie wusste einfach nicht mehr weiter. All das, was sie sich aufgebaut hatte und ihr Halt und Sicherheit gegeben hatte, war plötzlich verschwunden. Auch konnte sie auf keine finanzielle Unterstützung vonseiten Achims rechnen, da dieser hoch verschuldet war. Einer Freundin gegenüber äußerte sie die Ansicht, dass eine Frau mit zwei Kindern auf dem Partnermarkt keinerlei Chancen mehr hätte.

Drei Wochen nach Achims Auszug aus der gemeinsamen Wohnung verunglückte Olga mit ihrem Wagen tödlich.

Der Fall von Olga H. zeigt auf, wie gefährlich es sein kann, wenn das eigene Unbewusste in einer Lebenskrise keinen

Ausweg mehr sieht. Zwei kleine Kinder zu versorgen, der Mann weg und kein Geld – eine solche Lage ist sicherlich nicht leicht zu verkraften. Doch es gibt nahezu immer eine Lösung – auch wenn es zunächst aus subjektiver Sicht oder durch die Brille der gesellschaftlichen Normen betrachtet nicht so aussehen mag.

Olga hätte wieder berufstätig werden können, doch dies hätte zur Folge gehabt, dass sie ihre Kinder in die Obhut fremder Menschen hätte geben müssen. Aufgrund ihrer traumatischen Erfahrungen im Waisenhaus wollte sie es auf keinen Fall dazu kommen lassen. Sie hätte auch Sozialhilfe beantragen können, bis sich ihre Situation wieder normalisiert hätte. Weiterhin hätte sie ihre Glaubenshaltung, dass sie wegen ihrer beiden Kinder schlechte Karten beim anderen Geschlecht hätte, hinterfragen und auflösen können.

Wer in einer schweren Krise steckt, sollte sich vor Augen führen, dass diese irgendwann einmal vorbei ist und sie dann in einem ganz anderen Licht erscheint. Wenn man sich einredet, es sei alles aus, und resigniert, ist damit zu rechnen, dass das eigene Unbewusste diese destruktiven Suggestionen aufgreift und verwirklicht, also auf Selbstvernichtung schaltet. Die Mittel und Wege dazu werden passend zur psychischen Struktur des Betreffenden gewählt.

Noch etwas: Selbst wenn – wie im Falle so mancher Persönlichkeit des öffentlichen Lebens – Ehre und Ansehen aus irgendwelchen Gründen verloren gehen, sollte niemand verzweifeln.

Es gilt vielmehr, kreativ und unkonventionell zu denken und sich gegebenenfalls über herkömmliche Vorstellungen und Normen hinwegzusetzen. So wäre manchem Menschen ein vorzeitiger Tod erspart geblieben (dies lässt sich natürlich schlecht beweisen).

Ist es jemandem in einer solchen Lage nicht möglich, nach dem Motto zu leben »Ist der Ruf erst ruiniert, lebt sich's gänzlich ungeniert«, kann er womöglich sein Haus oder seine

Wohnung verkaufen und in eine andere Gegend ziehen. Sehr oft erfordern große Krisen große Veränderungen, z.B. Scheidung, Umzug, beruflicher Neubeginn, damit es nicht zu Krankheit, Unfall oder Tod kommt.

Noch einmal: Es gibt immer einen bestmöglichen Ausweg! Dabei liegt die Lösung meist auf einer völlig anderen Ebene, als man es sich im Status quo vorstellen kann. Oft wird sie erst in Geprächen mit anderen gefunden.

Warum man das »Zepter« nicht zu früh aus der Hand geben sollte

Als Franz S. mit 68 Jahren an einem Schlaganfall verstarb, erbte seine Frau Rosa (63) eine Landwirtschaft, zu der etwa 80 ha Grund gehörten. Sie und ihr Sohn Robert (36) betrieben diese gemeinsam weiter. Zwei Jahre später heiratete Robert seine langjährige Freundin Stefanie, die auf dem Bauernhof mithalf. Rosa verstand sich weiterhin blendend mit Robert und auch mit Stefanie kam sie gut zurecht. Zwischen ihnen gab es nie größere Probleme und auch während der vielen Arbeit hatten sie gewöhnlich viel Spaß und Freude. Um die beiden für ihren Fleiß zu belohnen und sie überdies zu motivieren, überschrieb sie ihnen den gesamten landwirtschaftlichen Betrieb und lebte fortan in einer dazu gehörigen, kleinen Einliegerwohnung. Sie bedang sich lediglich das entsprechende Wohnrecht aus. Bereits kurze Zeit nach der notariellen Beurkundung legte ihre Schwiegertochter ihr gegenüber ein verändertes Verhalten an den Tag. Sie wurde zunehmend ruppiger und geriet beim geringsten Anlass mit ihr in Streit. Da Rosa S. äußerst sensibel war, nahm sie sich diese Unstimmigkeiten und Auseinandersetzungen sehr zu Herzen. Sie versuchte oft einzulenken, was die Situation jedoch meist noch verschlimmerte, denn dann wurde Stefanie erst richtig böse.

Eines Tages klagte Rosa S. über rasende Kopfschmerzen, die mit massiven Sehstörungen einhergingen. Die Diagnose war niederschmetternd: Gehirntumor. Sechs Wochen später starb sie im Krankenhaus. Ihre »Kinder« hatten sie dort kein einziges Mal besucht.

Margot (58) und Heinz W. (61) hatten in der Nähe von

Stuttgart ein schönes Haus mit über 230 qm Wohnfläche gebaut. Ihre Tochter Sibylle und deren Mann Lars bewohnten das großzügig ausgebaute, 100 qm große Dachgeschoss, während die »alten« Herrschaften im Erdgeschoss lebten. Als Sibylle ein Kind bekam, tauschte man die Wohnungen, das heißt, die »Alten« zogen nach oben, während die junge Familie das Erdgeschoss übernahm. Um ihrer Tochter und ihrem Schwiegersohn nach ihrem Ableben größere Erbschaftssteuerzahlungen zu ersparen, überschrieben Margot und Heinz W. das Haus den »Jungen«, behielten nur das Recht, im Dachgeschoss zu wohnen. Es dauerte nicht lange, da kam es zwischen Alt und Jung zu Spannungen, die schließlich dermaßen eskalierten, dass Sibylle ihren Eltern nahe legte auszuziehen. Margot und Heinz W. war klar, dass sie in ihrem ehemaligen Haus nicht mehr froh werden konnten und zogen in eine Mietwohnung. Die Eheleute, die sich bisher stets guter Gesundheit erfreuten, bildeten kurz darauf schwere Erkrankungen aus. Margot bekam massive Nierenprobleme, während Heinz immer häufiger unter schmerzhaften Magengeschwüren litt.

Innerhalb von fünfzehn Jahren baute Peter N. (57) ein großes Firmenimperium auf. Allein in seinem Hauptfirmensitz waren über tausend Mitarbeiter beschäftigt. Da Vergnügen und Wohlleben während seines Berufslebens zu kurz gekommen waren, verkaufte er eines Tages seine Firma, um – noch im Vollbesitz seiner Kräfte – einen angenehmen Lebensabend zu verbringen. Doch es kam alles ganz anders, als er es sich ausgemalt hatte. Ein Jahr nach seiner freiwilligen »Pensionierung« reichte seine Ehefrau Liz (41) die Scheidung ein. Nach einem langwierigen Prozess, der ihn eine Menge Kraft und Nerven kostete, wurde ihr ein großer Teil des vorhandenen Vermögens zugesprochen. Kurz darauf setzte sie sich mit einem jungen »Lover« nach Griechenland ab. Nachdem sich Peter etwas von dem Schock erholt hatte, ging er wieder auf Brautschau. Doch im Gegensatz zu früheren Zeiten wurde er von allen Frauen der Altersstufe zwischen 40 und 50, die er attraktiv fand, abgewiesen. Diese wollten sich grundsätzlich nicht mit einem »Pensionär« einlassen. Daraufhin zog sich Peter N. frustriert und verbittert aus dem gesellschaftlichen Leben zurück. Seit dieser Zeit konsultiert er ständig die verschiedensten Ärzte, da bei ihm inzwischen ein Krankheitssymptom das andere ablöst.

Untersuchen wir einmal den Fall Peter N. ein wenig genauer: Wenn ein erfolgreicher Mann wie Peter N. daran denkt, vorzeitig in den Ruhestand zu gehen, weil er es sich finanziell erlauben kann, dann mögen die dadurch entstehenden Freizeitmöglichkeiten auf den ersten Blick sehr verlockend erscheinen. Bei näherer Betrachtung hat ein solcher Schritt jedoch überaus häufig negative Konsequenzen. Zunächst einmal gibt er Macht ab, verliert an Charisma und Sozialprestige. Da ein Mann in unserer Gesellschaft primär über seinen Beruf definiert wird, fällt er als Rentner oder Pensionär in die Bedeutungslosigkeit. Wenn jemand bereits im Ruhestand ist, spielt es keine große Rolle mehr, ob er früher Arbeiter, Angestellter, Beamter, Chefarzt oder Fabrikinhaber war – so hart ist die Realität der Kollektivneurose. In den Augen der Jugend ist er einfach ein alter Mann. Und für die meisten Frauen verliert er ohne seinen beruflichen Status rapide an Attraktivität. Als Peter N. noch Firmenboss war, konnte er sich über mangelnde Chancen beim anderen Geschlecht nicht beklagen. Die Frauen sahen in ihm den großen Rudelführer, den Chef, den erfolgreichen Macher. Als Peter N. seine Firma verkaufte, dachte er in Unkenntnis über die psychischen Gesetzmäßigkeiten nicht an die Folgen. Vor allen Dingen wird in solchen Fällen häufig die persönlichkeitsstabilisierende Bedeutung des beruflichen Status unterschätzt. Man sieht nur die Arbeit und den Stress, der damit verbunden war, aber übersieht, wie notwendig man die Machtposition für das eigene Lebensgefühl gebraucht hat bzw. noch brauchen könnte. Und man glaubt an die

»Menschlichkeit« des eigenen Umfeldes. Man meint, dass Partner, Freunde und Bekannte einen um seiner selbst willen achten und mögen. Daher geht man gewöhnlich davon aus, dass die Kontakte zu diesen auch nach einem Rückzug ins Privatleben bestehen bleiben. Gerade dann, wenn man mehr Zeit hat, möchte man seine Beziehungen intensiver pflegen und vertiefen. Doch leider bleiben nach einer »Pensionierung« nur noch wenige Freunde und Bekannte übrig – meistens nur solche, die sich auch im Ruhestand befinden. Die anderen ziehen sich im Allgemeinen nach ein paar Anstandsbesuchen immer mehr von einem zurück. Sie wollen primär mit Menschen zusammenkommen, die noch aktiv im Berufsleben stehen. Sie suchen – wie es in der Kollektivneurose Usus ist – die Nähe der aktuellen Rudelführer, um sich durch diese aufzuwerten und an deren Macht zu partizipieren.

Deshalb wäre es für Peter N. besser gewesen, seine beruflichen Aktivitäten nicht ganz aufzugeben. Er hätte wenigstens einen Vorstandsposten behalten bzw. übernehmen oder sich eine beratende Tätigkeit suchen sollen. Wenn er nicht leichtfertig auf den größten Teil seines Status und seines Prestiges verzichtet hätte, wäre ihm erspart geblieben, psychisch in ein Loch zu fallen sowie seine Fitness und Gesundheit zu gefährden.

Eine ähnliche Problematik liegt bei Rosa S. und bei den Eheleuten W. vor. Auch Rosa S. hat zu früh den Stab an die nächste Generation weitergereicht. Als Eigentümerin des Bauernhofes waren ihr Sohn und ihre Schwiegertochter ihr freundlich gesinnt. Böse Zungen könnten behaupten, dies hatten die beiden nur vorgetäuscht, um an die Erbschaft heranzukommen. Es kann jedoch auch sein, dass Rosa S., solange sie noch aktive Bäuerin war, ein anderes Auftreten und Verhalten gezeigt hat und deshalb geachtet und geschätzt wurde. Durch die Übergabe des Hofes hatte sie ihre Trumpfkarte aus der der Hand gegeben. Damit fiel sie psychisch aus dem Gleichgewicht und so konnte sie sich auch nicht angemessen gegen die Angriffe und Unverschämtheiten ihrer Schwiegertochter zur Wehr setzen. Unbewusst hatte sie sich eine Disposition für eine Opferrolle geschaffen. Mangels anderer Kanalisierungsmöglichkeiten projizierte ihr Unbewusstes ihre eigenen verdrängten Aggressionen sowie die durch die Streitlust von Stefanie verursachten verinnerlichten Aggressionen auf den eigenen Leib.

Der Fall von Rosa S. zeigt auf, dass jeder Tod, der nicht durch Altersschwäche bedingt ist, nicht a priori ein Naturereignis ist, sondern extrem häufig ein »Neurose-Ereignis«, das heißt, im Zusammenhang steht mit der Verleugnung der eigenen Identität und der Orientierung an Moral, Konvention, Brauchtum und Tradition. Rosa S. wollte eine »gute« Mutter sein, die nicht »böse« an ihrem Besitz und ihrer Macht festhält. Außerdem gilt eine solche Übergabe des Hofes an die nächste Generation als normaler, traditioneller Akt. Doch normalerweise sterben auch viele alte Menschen kurz nachdem sie diese Tradition vollzogen haben.

Besser wäre es also gewesen, wenn Rosa S. z.B. den landwirtschaftlichen Betrieb an ihren Sohn verpachtet hätte, denn in diesem Fall hätte sie ihre »Macht« behalten.

Auch Margot und Heinz W. haben zu früh das Erbe übergeben. In diesem Zusammenhang stellt sich die Frage, ob bzw. wie viel Eltern überhaupt vererben sollten. Manchmal ist es gar nicht so günstig, seinen Kindern eine Erbschaft in Aussicht zu stellen oder das zu Vererbende bereits zu Lebzeiten an die Nachkommen zu übergeben, denn dadurch erlahmen nicht selten deren Eigeninitiative, Wagemut, Aktivität und Tatendrang. Oft kann jemand nämlich nur das richtig schätzen, was er sich selbst geschaffen oder erarbeitet hat. Dazu kommt, dass dies dann auch eher dem eigenen Geschmack und der jeweiligen Entwicklungsstufe entspricht. Wenn man in ein ererbtes Haus einzieht, zeigt sich fast immer eine Diskrepanz zwischen den eigenen Inhalten und den vorgegebenen äußeren Formen, die dem eigenen Wesen in vielen

Fällen fremd sind. Der »Glücksfall« einer Erbschaft kann sich im Nachhinein sogar als Gefährdung der Gesundheit und des Wohlbefindens der Erben erweisen. Die wenigsten sind freilich in der Lage, eine solche bewusst wahrzunehmen. Viele Erben sind oft so berauscht von dem Glück, ein Haus ohne eigene Anstrengungen und Schwierigkeiten quasi vom Schicksal »serviert« zu bekommen, dass sie kaum mehr ihre tieferen Gefühle spüren und ihre innere Stimme hören können.

Doch zurück zu den Eheleuten W. Sie haben – psychosomatisch gesehen – »überlebt«, weil sie – trotz ihres Rechtsanspruchs – das Lars und Sibylle überschriebene Haus verlassen und ihre Zelte woanders aufgeschlagen haben. Allerdings wurde durch die Wut über den Verlust ihres Heims und den Groll über das undankbare Verhalten der »Jungen« ihre Gesundheit in Mitleidenschaft gezogen.

Die Erfahrungen von Rosa S. und der Eheleute W. machen deutlich, wie wichtig es ist, dass auch auch ältere Menschen noch eigene Pläne und Ziele haben. Ist dies nicht der Fall, besteht die Gefahr, dass deren Unbewusstes sagt: »Ich weiß einen Weg für dich, den Weg in die Krankheit, und ich weiß ein Ziel für dich, und das heißt ›Tod‹.« Ohne irgendwelche erfreulichen Perspektiven in den Ruhestand zu gehen, ist deshalb häufig eine Vorstufe für die ewige Ruhe im Grab.

Energieräuber und das Psycho-Ökosystem

So mancher wird nun fragen, inwieweit ein Zusammenhang zu sehen ist zwischen den Energieräubern, insbesondere den Energieräubern Partner und Mitmenschen und dem Psycho-Ökosystem, das stets darauf bedacht ist, das Gleichgewicht durch verschiedene Kompensationen zu halten.

Es besteht die Gefahr, dass ein Mann, der auf beruflichem Sektor seine Hauptkompensationsfläche hatte, nach seiner Pensionierung schwer erkrankt oder gar stirbt (Zusammenbruch seines psychischen Ökosystems), wenn er zu Hause eine Frau antrifft, die überwiegend als Energieräuberin fungiert. Er hat ja keine Möglichkeit mehr sich auszugleichen, kann kaum noch irgendwo Energie anzapfen und ist somit hochgradig gefährdet.

Hier wäre die Situation als Single günstiger, weil er dann aufgrund der Abwesenheit eines unmittelbaren Energieräubers eher eine neue Kompensationsfläche suchen und finden könnte.

Findet der Betreffende jedoch zu Hause eine Partnerin vor, die primär für ihn Energiespenderin ist, hat er gute Chancen, den Schock der Pensionierung schnell wegzustecken.

Hat er sich zusätzlich andere Kompensationsmöglichkeiten aufgetan und kann womöglich auch noch auf andere innere und äußere Energiespender zurückgreifen, kann ihm ein goldener Herbst prognostiziert werden.

Hier wird auch deutlich, warum u.a. Frauen im Durchschnitt älter als Männer werden. Da sich eine Frau gewöhnlich nicht so sehr über den Beruf definiert wie ein Mann, fällt die Beendigung ihrer beruflichen Tätigkeit auch entsprechend weniger ins Gewicht. Insbesondere deshalb, weil sie selten so darauf erpicht war, Machtpositionen zu bekleiden; denn meist wirkt nicht der Wegfall der beruflichen Tätigkeit als solcher traumatisch, sondern primär der Verlust an Macht, Einfluss und Ansehen. War die Frau also vor Eintritt des Rentenalters bzw. der Pensionierung berufstätig, ist sie häufig froh, sich endlich mehr um die privaten Dinge kümmern zu können, die bisher vielleicht zu kurz kamen. Ging sie vorher keiner bezahlten Arbeit nach, muss sie nach ihrem 60. Lebensjahr keine neuen Anpassungsleistungen vollbringen, sondern kann nahtlos ihr bisheriges Leben als Hausfrau fortsetzen.

Fassen wir zusammen: Wer zu sehr inneren und äußeren Energieräubern ausgesetzt ist und insofern eine negative Energiebilanz aufweist, hat trotzdem gute Chancen auf ein relativ hohes Alter. Meist stirbt er dann an Erschöpfung oder Auszehrung. Problematischer ist es jedoch, wenn jemand sich nur eine einzige Kompensationsmöglichkeit geschaffen hat und dieser verlustig geht. Falls er nicht innerhalb von etwa ein bis zwei Jahren einen Ersatz gefunden hat, ist er sehr gefährdet. Besonders schlimm wirkt sich aus, wenn eine Hauptkompensationsfläche wegfällt und zusätzlich an allen Ecken und Enden bei dem Betreffenden Energieräuber angedockt haben. In den letzten beiden Fällen kann es bereits in jungen Jahren zu schweren Krankheiten oder gar Tod kommen.

Zusammenfassung

Alles, was – psychologisch gesehen – schneller altern lässt oder zu einem frühen Tod führen kann:
– die gehemmte Form einer Anlage
– die kompensatorische Form einer Anlage
– antiquierte Moralvorstellungen und Konventionen
– überholte Normen, Ideale und Maßstäbe
– Illusionen
– reaktive Gefühle (Ersatzgefühle)
– Projektionen
– milieuspezifisches Gedankengut
– Gegenstände und Möbelstücke, die nicht dem eigenen Geschmack entsprechen
– Diskrepanz zwischen Inhalt und Form
– alte, destruktive Verhaltensmuster
– unreflektiertes Ausleben von subjektiven innerseelischen Spannungen
– Arbeit, die mit Selbstverleugnung verbunden ist
– Wohnung, die nicht dem eigenen Wesen entspricht
– Scheinbeziehungen
– Partner oder Mitmenschen als Energieräuber
– Leben gegen die eigene Identität
– Blockierung der Fähigkeit, Bedürfnisse zu stillen
– unverwirklichtes, verdrängtes Leben
– unangemessene Reaktionsmuster auf die Vergangenheit bzw. auf Vorgegebenes
– Diskrepanz zwischen körperlicher und seelisch-geistiger Erneuerung
– fünf der sieben Phasen der Identifikation, nämlich Stagnationsphase, Frustrationsphase, Reduktionsphase, Resignationsphase und apathische Phase

Zusammenfassung

Alles, was – psychologisch gesehen – jung erhält, den Alterungsprozess zu stoppen vermag und einem frühen Tod vorbeugt:

- Weglassen von allem, was alt macht und summa summarum einen frühen Tod erwirken kann
- Ausbildung von Anlagen
- die erwachsene Form einer Anlage
- reale und positive Gefühle wie Gefühle der Freude, der Zärtlichkeit, der Liebe, der Erotik, der Zuneigung, des Erfolges, des Glücks etc.
- reales Denken (kreative, konstruktive und fruchtbare Gedanken)
- Gedankengut jenseits der Schranken des eigenen Milieus
- die Ethik des Lebens
- wirklichkeitsadäquates Verhalten
- Einklang zwischen körperlicher und seelischer Erneuerung
- Aufsuchen von Menschen, die Energie spenden
- Gegenstände und Möbelstücke, die dem eigenen Geschmack entsprechen
- Aufsuchen eines Umfeldes, das als Energietank fungiert
- Arbeit, die dem eigenen Wesen entspricht
- Einklang von Form und Inhalt
- Stillen der eigenen Bedürfnisse
- Erkennen der Realität und die Kraft, dementsprechend zu handeln
- Leben nach der eigenen Identität
- Verwirklichung eigener Projekte, Vorstellungen, Wünsche und Träume

Der Anti-Aging-Trainer

*» Werden Sie ihr eigener Anti-Aging-Trainer,
damit Sie ein Leben für das Leben leben
und sich statt zu verbrauchen fortwährend energetisch
aufladen und erneuern.«*

Sein eigener Anti-Aging-Trainer werden[*]

Die meisten Menschen leben nur reaktiv, sie leben ein Reaktionsmuster auf vorgegebene Programme und Strukturen – auf die kulturellen Normen und Ideale der aktuellen Zeitepoche, auf den Stellenplan in der Firma, auf die Institution Ehe, auf die jeweilige Modeströmung ... Und wenn kaum etwas so kommt, wie sie es sich vorgestellt oder erträumt haben, hadern sie mit dem Schicksal.

Statt einer interessanten beruflichen Tätigkeit bekamen sie nur einen langweiligen Routinejob, statt Abenteuer erlebten sie nur Langeweile, statt großer Erfindungen und Entdeckungen, die sie machen wollten, nur Alltagstrott, statt heißer Liebesnächte standen sie, stupide ins Bierglas starrend, am Tresen ...

Wer nur wartet, dass zufällig irgendetwas Positives geschieht, wartet meist vergebens, weil ihm aufgrund seines unerlösten Potentials primär nur negatives Schicksal und ein früher Tod zufällt. Deshalb ist es wichtig, das Heft selbst in die Hand zu nehmen und sein Leben und sein Schicksal selbst zu gestalten und zwar so, dass man sich optimal wohl fühlt und möglichst keine Wünsche und Träume mehr offen bleiben.

Es geht darum, sich selbst hier auf Erden sein (subjektives)

[*] Dies soll nicht bedeuten, dass man im Falle einer Erkrankung auf Diagnose und Therapie eines Arztes verzichten kann – in vielen Fällen sind diese überlebensnotwendig –, sondern dass man fähig wird, Krankheiten vorzubeugen oder an seinem Gesundungsprozess aktiv mitzuarbeiten.

Paradies zu schaffen – und für sein Lebensglück die Verantwortung zu übernehmen. Das ist nur möglich durch Selbsterkenntnis und entschlossenes Handeln. Zuerst muss man herausfinden, wer man ist und wie das eigene Persönlichkeitssystem aufgebaut und vernetzt ist. Dazu ist es erforderlich abzuklären, welche Stärken und Schwächen man hat, welche Anlagen man in der Hemmung und welche in der Kompensation erlebt.

Dann muss man sich Klarheit darüber verschaffen, wie das eigene (neurotische) Abwehrsystem aufgebaut ist. Dazu sind folgende Fragen hilfreich: Wie verhindere ich es, dass es zu einem paradiesischen Leben kommt? Welche Abwehrmanöver setze ich hierfür ein? Zeitvergeudung, Alltagsrituale, Ablenkungen, falsche Moralvorstellungen, irreale Geisteshaltungen . . .?

Der erste Schritt besteht also darin, den Status quo zu bestimmen, das eigene Persönlichkeitssystem mit seinen Bezugspunkten und Wechselwirkungen aufzuzeichnen:

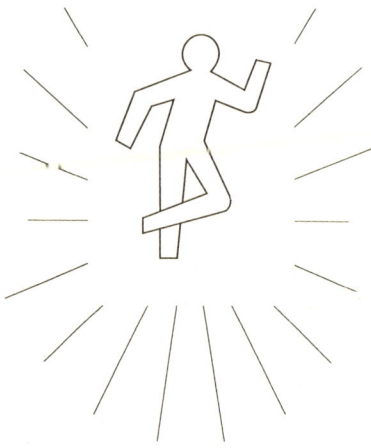

Der Anti-Aging-Trainer kann sich dabei folgende Fragen stellen:

Wie lange glaube ich, mit meiner Art zu leben jung und fit zu bleiben?

Wie viele Jahre habe ich noch zu leben, wenn ich so weitermache?
(zum Vergleich:
Durchschnittslebenserwartung: von Männern 73 Jahre;
                                 von Frauen 79 Jahre)

Als Nächstes entwickelt der Anti-Aging-Trainer ein Paradies- oder Zielbild, das aufzeigt, wie seine Anlagen und Fähigkeiten im erwachsenen und entwickelten Zustand aussehen würden und wie er damit leben möchte:

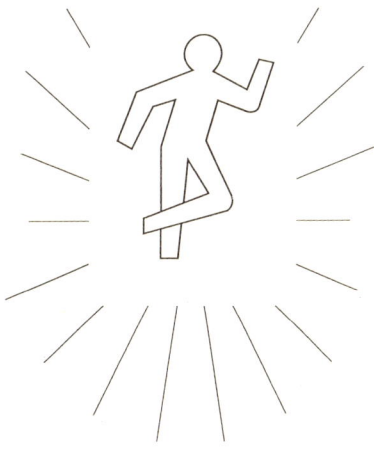

Ferner schätzt er ab, wie lange er als entwickelte Persönlichkeit seine Jugend und Fitness beibehalten kann und wie lange sein Leben aufgrund seiner »Erlösung« und Verwirklichung dauern wird.

Hinweis: Wenn die Energien eines Menschen im freien Fluss sind, ist die Wahrscheinlichkeit größer, dass er das von der Natur ursprünglich vorgesehene Lebensalter von 120 Jahren erreicht.

Der dritte Schritt des Anti-Aging-Trainers besteht darin, den Weg vom Status quo bis zum Zielbild zu konzipieren. Wenn das eigene Persönlichkeitssystem und die Wechselwirkungen seiner verschiedenen Teile erkannt werden, wenn man

173

sieht, welcher Persönlichkeitsanteil einen anderen wann, wie und wo beeinflusst, dann eröffnen sich einem ungeahnte Möglichkeiten. Mehr noch: Wenn man die Vernetzung des eigenen Persönlichkeitssystems kennt, kann man direkt strategisch vorgehen, indem man genau die Energie in ihrer Frequenz verändert, die einem bisher zu schaffen gemacht hat. Auf diese Weise ist es möglich, Schicksal positiv zu beeinflussen und einem vorzeitigen Alterungsprozess vorzubeugen: Man kann etwa Strategien dafür entwickeln, wie man den richtigen Partner anzieht, ein qualitativ besseres Wohnen erreicht oder wie man beruflich mehr Sinn und Erfüllung findet.

Plötzlich ist vieles möglich, was vorher unmöglich schien, wenn man nur den Willen dazu aufbringt, wenn man sich darum bemüht. Man erfährt, dass alles, was man sich wirklich wünscht, tatsächlich erreichbar ist!

Nicht durch einseitiges positives Denken, sondern durch gezielte Beeinflussung des eigenen Persönlichkeitssystems an ganz bestimmten Schlüsselstellen durch Impulsvorgabe zur Selbstregulation, durch Antippen von Wechselwirkungen, durch Stabilisierung von Systemen, durch Flexibilität, Nutzung und selbstständiges Wechselspiel vorhandener Kräfte und Energien.

Der Einzelne kann sein persönliches Anti-Aging-Programm erstellen, in dem all die Faktoren, die den Weg zu einem langen Leben ebnen, beachtet werden.

Aufgrund des vernetzten Denkens wird ihm bewusst, wohin der Weg führt, wenn er entweder seinen derzeitigen Lebensstil beibehält oder wenn er die Weichen in seinem Leben neu stellt.

Der Anti-Aging-Trainer probt innerhalb des eigenen Persönlichkeitssystems (und später auch bei seinen Klienten) Szenarien, indem er verschiedene Interventionen vornimmt, nämlich bestimmte Größen des Systems verbessert, ausgleicht, integriert, austauscht, wegfallen lässt oder ergänzt (so genannte Schicksalssimulationsspiele). Kriselt z.B. eine Be-

ziehung oder Ehe, so kann er vor dem geistigen Auge ein-
blenden, wie sich die Situation des Paares unter folgenden
Umständen konstellieren würde:

- bei Gütertrennung
- bei getrennten Bankkonten
- bei Einstellung einer Hausangestellten, Halbtagskraft
  oder Putzhilfe
- bei getrennten Schlafzimmern
- bei getrennten Wohnungen (getrennt lebend)
- bei Kauf eines zusätzlichen Autos
- bei Hinzunahme eines Ergänzungspartners[*]
- bei Familienzuwachs
- bei einem privatrechtlichen Vertrag, bei dem z.B. die jeweiligen Rechte und Pflichten sowie die Kompetenzen des
  Partners aufgeführt sind
- bei Beendigung der Berufstätigkeit der Frau
- bei Wiederaufnahme der Berufstätigkeit der Frau
- bei Beginn eines Studiums, einer Aus- oder
  Weiterbildung eines Partners oder beider Partner

Solange die Rahmenbedingungen sich nicht ändern, laufen
immer die gleichen Reaktionen ab. Die beiden Partner finden
keinen Ausweg. Meistens hoffen sie einfach nur, dass es in ihrer Beziehung irgendwie besser wird. Wenn es zu Streit
kommt, versprechen sie sich nach der Versöhnung gegenseitig, sich zukünftig mehr zusammenzureißen. Kurze Zeit später jedoch ergibt sich dasselbe Dilemma.
  Schließlich glauben sie, sie würden nicht zusammenpassen
und leiten die Scheidung ein.
  In den meisten Fällen wäre es nicht so weit gekommen,
hätte man rechtzeitig strategische Maßnahmen innerhalb der
vernetzten Ökosysteme vorgenommen. Oft hätte man nur

---

[*] siehe Hermann Meyer: »Die neue Sinnlichkeit«, München 1984

zwei oder drei Anteile verändern oder nur ein paar neue Größen einführen müssen, um andere Reaktionen und eine andere Stimmungslage zu erzeugen, kurzum, es ergäbe sich ein völlig anderes Bild. Weist auch die neue Situation noch Mängel auf, gilt es, weiter an dem Bild zu feilen, indem man noch an dem einen oder anderen Punkt innerhalb des Paar-Ökosystems ansetzt, so lange, bis es stimmig ist und beide Partner zufrieden sind.

Nicht auszudenken, welche Umwege und Irrwege, welche Zeit und Kraft man durch solche Schicksalssimulationsspiele[*] einsparen könnte. Wenn man sieht, welch verkorkstes Leben aufgrund von falschen Glaubenshaltungen herauskommen kann, hat man eher die Motivation, diese zu ändern. Vor allen Dingen auch deshalb, weil es nachvollziehbar ist, warum ein solches Schicksal als zwangsläufige Folge davon auftreten wird, weil man die zugrunde liegende Gesetzmäßigkeit erkannt hat.

Wenn zwei Anti-Aging-Trainer sich begegnen, werden sie nachdem sie guten Tag gesagt haben, sich vielleicht gegenseitig fragen: »Wie hast du dein Leben und deine Zukunft gestaltet?« Als Gestaltungsmöglichkeiten stehen dem Anti-Aging-Trainer – das sei nochmals herausgestellt – sechs Wege zur Verfügung:

Verbessern
Ausgleichen
Integrieren
Austauschen
Weglassen
Ergänzen

---

[*] Der vom Autor in München gegründete Anti-Aging-Club ist gerade dabei, Computer-Programme zu entwerfen, bei dem solche Schicksalssimulationsspiele über den Bildschirm verfolgt werden können!
Man gibt die Größen des eigenen Persönlichkeitssystems ein und der Computer wirft das dazu passende Schicksal und das wahrscheinliche Lebensalter aus, das man damit erreichen kann. Ferner kann man beobachten, was aufgrund der Vernetzung des eigenen Persönlichkeitssystems passiert, wenn man eine Größe verändert, z.B. indem man sich auf einem Lebensgebiet verbessert, eine Einstellung verändert oder wenn man ein Fehlverhalten weglässt.

»Überall dort, wo man etwas kann
und wo man fähig ist,
lebt man auf und ist hellauf begeistert.«

Ich verbessere

Zwei hervorragende Tennisspieler, beide Rechtshänder, be-
schlossen einmal, eine Stunde lang die linke Hand als Schlag-
hand zu benutzen. Das Ergebnis war entmutigend. Sie trafen
kaum den Ball und wenn, dann nicht richtig. Am Schluss waren sich beide einig: »Es macht keinen Spaß, wenn man etwas
nicht kann!«

Die Stunde darauf spielten sie wieder rechtshändig und
hatten dabei mehr Freude als je zuvor. Sie wussten ihr Können jetzt erst richtig zu schätzen und waren mehr denn je von
»ihrem« Sport fasziniert.

Was unsere Tennisspieler erlebten, ist auf alle Lebensbereiche übertragbar. Wenn sich ein Mann im Bett linkisch und
ungeschickt anstellt und dessen Frau »frigide« ist, werden
beide die großen Freuden und Wonnen der Liebe wie echte
körperliche Intimität, Leidenschaft und Extase niemals voll
auskosten können. Von ihrem gehemmten Zustand aus sind
sie gar nicht fähig zu erkennen, was ihnen dabei alles entgeht.
Ein echter Liebeskünstler oder eine raffinierte Liebhaberin
kann sich gar nicht vorstellen, dass es Menschen gibt, die sich
auf den unteren Entwicklungsstufen der erotischen Anlage
wohl fühlen bzw. sich damit zufrieden geben. Sie würden ein
solches Leben schlichtweg nicht lebenswert finden.

Ebenso verhält es sich mit der Kommunikationsfähigkeit.
Wenn z.B. zwei Menschen zusammenkommen, die auf diesem Gebiet Defizite haben, weil sie entweder über einen zu
geringen Wortschatz verfügen oder, aus einer Hemmung he-

raus, ihre Gefühle und Gedanken nicht oder nur unzureichend ausdrücken können, tritt schnell Langeweile ein. Für einen, der virtuos mit der Sprache umzugehen versteht, ist es oft völlig unverständlich, warum jemand in so einem Fall nicht an sich arbeiten will, wie er ohne die Fähigkeit zu fruchtbarer Kommunikation überhaupt im Leben zurechtkommen kann. Je besser einer die hohe Kunst der Kommunikation beherrscht, desto weniger möchte er üblicherweise auf rhetorische Erfolgserlebnisse oder Glücksmomente, z.B. in einem guten Gespräch, auskommen.

Eng mit der Kommunikationsfähigkeit verbunden sind die geistigen Anlagen. Wie ist es möglich, dass Millionen Menschen noch nie in ihrem Leben ein Buch gelesen oder eine Weiterbildungsveranstaltung besucht haben? Das Verblüffende dabei ist: Diesen Menschen scheint nichts abzugehen. Sie machen im Allgemeinen nicht den Eindruck, dass sie irgendetwas Grundlegendes oder Wichtiges in ihrem Leben vermissen. Es ist sogar häufig so, dass sie geistig Interessierte in eine Außenseiterposition drängen wollen. Sie bezeichnen diese womöglich als weltfremde Bücherwürmer oder Spinner. Sie fühlen sich nicht selten denjenigen überlegen, die geistige Anlagen hegen und pflegen und dabei glücklich sind. Diese Demonstration von Überlegenheit ist zweifellos ein Bestandteil der Abwehr gegen die Ausbildung der geistigen Anlagen.

Wir können also konstatieren: Menschen, die eine Anlage nicht oder nicht ausreichend ausgebildet haben, tendieren häufig dazu, entweder die betreffende Anlage als solche abzuwerten, etwa mit den Worten »Sex ist schmutzig« oder »Schweigen ist Gold«, oder sie entwerten die Person, die Trägerin dieser Anlage ist und apostrophieren sie als »Lustmolch« oder »Schwätzer«. Dadurch verschließen sie sich nicht nur gegenüber Wachstum und Weiterentwicklung, sondern verbauen sich auch jegliche Chancen auf eine gravierende Verbesserung der eigenen Lebensqualität, auf materiellen, seeli-

schen und geistigen Reichtum, ja sogar auf eine Lebensverlängerung aufgrund begeisternder Aktivitäten.

»Wer immer strebend sich bemüht, den wollen wir erlösen«, sagt Goethe in Faust.

Hierin liegt auch das Geheimnis der Zufriedenheit. Man
hört auf, die Reichen und Schönen der Welt zu beneiden, weil
man aufgrund seiner weiterentwickelten Anlagen glücklich
ist. So kann der Einzelne sich vielleicht reicher fühlen als
manche der Reichsten der Welt, weil er auf vielen Gebieten
mehr Lebensqualität erfahren kann. Was nützt einem lediglich materieller oder finanzieller Reichtum, wenn er sich im
Leben ansonsten mit einem niedrigen Level zufrieden geben
muss?

Wo auch immer man in seinem Persönlichkeitssystem ansetzt, welche Anlage man auch immer entwickelt, differenziert und verbessert, nach anfänglichen Schwierigkeiten stellen sich sehr bald Erfolgserlebnisse, Wohlbefinden und En-
thusiasmus ein. Man sollte eigentlich umso begeisterter vom
Leben sein, je älter man ist, da man ja entsprechend mehr Zeit
hatte, Anlagen und Fähigkeiten auszubilden und zu vervoll-
kommnen. Aufgrund des oben erwähnten Abwehrverhaltens
ist jedoch leider meist das Gegenteil der Fall: Mit zunehmen-
dem Alter schwinden die Lebensfreude und die Hoffnung auf
Wohlergehen und Glück, bis schließlich in Extremfällen der
Einzelne im Altersheim nur noch von Fütterung zu Fütterung
dahinvegetiert. Von Begeisterung keine Spur! Mag sein, dass
man vielleicht in hohem Alter keine sportlichen Höchstleis-
tungen mehr erbringen kann (und selbst diese auf den ersten
Blick unumstößliche Tatsache wird in den nächsten Jahren
wohl von der Wissenschaft infrage gestellt werden), aber auf
fast allen anderen Gebieten ist noch sehr vieles möglich. Insbesondere auf geistigem Gebiet stehen einem selbst im Alter
von 80, 90 oder 100 Jahren noch genug Türen offen.

Über Psychologie, Philosophie, Soziologie, Ökologie, Pädagogik, Medizin, Botanik usw. sind tausende von Büchern

auf dem Markt. Wer einmal damit begonnen hat, sich mit einem dieser Gebiete zu beschäftigen, merkt schon bald, dass immer wieder neue Fragen auftauchen, die wiederum nur durch das Studium weiterführender Literatur beantwortet werden können. Er wird entdecken, wie ihn das betreffende Gebiet immer mehr in seinen Bann zieht. Normalerweise reicht ein Leben nicht aus, um auch nur eine einzige der oben erwähnten Disziplinen zufriedenstellend zu beherrschen. Insofern kann es einem nie mehr langweilig werden und die Begeisterung kann nie versiegen. Und noch etwas: Wer von irgendetwas begeistert ist, will meist möglichst lange leben. Diese Intention bekommt sein Unbewusstes mit, das daraufhin alles in seiner Macht Stehende unternimmt, damit er nicht vorzeitig von dieser Welt abtreten muss.

Ich gleiche aus

Alexander Lowen schreibt in *Bio-Energetik*: »Ausgeglichenheit und Balance ist ein wichtiges Merkmal des gesunden Lebens. Diese Feststellung ist so einleuchtend, dass sie keiner weiteren Erklärung bedarf. Wir sprechen von einer ausgeglichenen Nahrung, einem ausgeglichenen Verhältnis von Arbeit und Freizeit, von geistiger und körperlicher Tätigkeit usw. Gewöhnlich ist man sich nicht darüber im Klaren, bis zu welchem Grad das Prinzip der Ausgeglichenheit in unserem Körper und in der Natur wirksam ist. Immerhin ist uns die entscheidende Bedeutung dieses Prinzips in letzter Zeit immer bewusster geworden. Früher nahmen wir die Natur einfach als feste Größe hin, beuteten sie aus und gefährdeten damit das empfindliche ökologische Gleichgewicht, von dem unser Überleben abhing. Jetzt, wo unser Überleben tatsächlich bedroht ist, begreifen wir allmählich, wie verhängnisvoll unsere Ignoranz und Gier sind. Das gilt nicht nur für die Natur, sondern auch für unseren Körper.

Das Prinzip des Ausgleichs lässt sich beim lebenden Organismus am besten durch die so genannten homöostatischen Mechanismen des Körpers veranschaulichen. So können z.B. die chemischen Körperprozesse nur korrekt ablaufen, wenn zwischen den Wasserstoff- und Hydroxyl-Ionen im Blut ein bestimmtes Gleichgewicht besteht. Oder ein anderes Beispiel: Wir wissen, dass die Temperatur in unserem Körper immer ca. 37 Grad betragen sollte. Wir sind uns jedoch nicht der subtilen Mechanismen bewusst, die unsere Körperwärme regulieren und stabilisieren. Wenn wir frieren, zittern wir. Dieses Zittern ist eine Reaktion, mit der unser Körper ein ganz bestimmtes Ziel verfolgt. Die Hyperaktivität der Muskeln, die sich im Zittern äußert, produziert die Wärme, die zur Aufrechterhaltung der Körpertemperatur nötig ist. Das Zittern regt außerdem die Atmung an, wodurch mehr Sauerstoff für den Stoffwechselprozess verfügbar wird. Unsere Körperflüssigkeiten müssen ebenfalls in einem bestimmten Gleichgewicht gehalten werden, weil wir sonst austrocknen oder ›überschwemmt‹ würden. Ohne dass wir uns dessen bewusst sind, reguliert der Körper die Flüssigkeitsaufnahme und -abgabe, um dieses Gleichgewicht zu halten.«

So wie die Natur des Menschen ohne Unterlass daran arbeitet, immer wieder ein Gleichgewicht zu schaffen, so kann der Einzelne auch aktiv werden und dafür sorgen, dass er seelisch-geistig wieder ins Gleichgewicht kommt. Im Grunde genommen bleiben dem Menschen ohnehin nur zwei Wahlmöglichkeiten: Entweder er glaubt an die Ideologie des Zufalls und lässt sich passiv vom Schicksal ausgleichen – das ist bequem, allerdings manchmal sehr schmerzhaft – oder er reguliert sein Leben und sein Schicksal selbst und gleicht sich gezielt dort aus, wo es angezeigt und notwendig ist.

Dabei heißt es zu unterscheiden zwischen einem Ausgleich im Kontext der Kollektivneurose und einem Ausgleich im

Sinne einer Stärkung des Persönlichkeitssystems durch reales Ausleben von Anlagen oder Fähigkeiten.

Kompensationen, die im Wirkungsgefüge der Kollektivneurose stattfinden, sind meist auf einen gehemmten Eigenwert zurückzuführen. Diese Art von Kompensation lässt sich primär von allem leiten, was Anerkennung bringt, nämlich von dem,

> was en vogue ist,
> was »in« ist,
> was die Norm ist,
> was konventionell ist,
> was idealisiert wird,
> was moralisch ist,
> was andere haben,
> was andere denken,
> was Tradition oder Überlieferung ist,
> was Sitte oder Brauchtum ist, sowie
> was andere vermutlich beeindruckt.

Viele versuchen, ihren Eigenwert dadurch zu stabilisieren, dass sie nur Kleidung berühmter Designer tragen oder eine Inneneinrichtung erwerben, von der sie glauben, dass sie die Zugehörigkeit zu einer höheren sozialen Schicht dokumentiert. Sie wollen stets oben sein, ihre Mitmenschen übertrumpfen, mehr sein als die anderen. Diese Tendenz wissen sich Industrie und Wirtschaft zu Nutze zu machen. Eins steht auf alle Fälle fest: Sich auf Wegen auszugleichen, die in der Welt der Kollektivneurose akzeptabel sind, ist besser, als im Zustand des Ungleichgewichts zu verharren. Dies ist nun nicht unbedingt negativ zu bewerten, da es für das Persönlichkeitssystem günstiger ist, sich auf diese Weise auszugleichen als gar nicht. So hat jeder innerhalb der Kollektivneurose eine spezifische Art zu kompensieren und spezifische Felder, auf denen er bevorzugt in Aktion tritt.

So ist Pia L. (36) z.B. an kostbarem Schmuck und anderen

Luxusgütern weniger interessiert. Sie kompensiert in erster Linie über ihr Kind Jonas. Sie ist mächtig stolz darauf, dass Jonas eine höhere Schule besucht und dass seine schulischen Leistungen weit über dem Durchschnitt liegen – sie lässt da schon mal dessen letztes Schulzeugnis auf dem Tisch liegen, damit die Reinemachefrau davon Kenntnis nehmen kann. Besonders aber labt sie sich daran, dass Jonas mit einem Chauffeur zur Schule gebracht wird und von einem eigenen Skilehrer trainiert wird.

Anita Z. hingegen hat eine ganz andere vorrangige Kompensationsfläche. Sie hat den Ehrgeiz, den schönsten Garten im ganzen Ort zu besitzen. Dieser Garten gleicht einem einzigen Blumenmeer. Besonders stolz ist sie auf eine besondere Züchtung von Sommermohn, der in den buntesten Farben erblüht. Wenn Anita auf die Straße schaut, bildet sie sich ein, dass die Menschen, die an ihrem Garten vorbeigehen, vor Neid erblassen.

Wir haben bei dem Kapitel »Abwenden von Ursachen für vorzeitiges Ableben« gesehen, dass es ungünstig ist, wenn sich jemand im Wesentlichen nur mittels einer einzigen Kompensationsmöglichkeit stabilisiert oder sich zwar weitere Ausgleichsmöglichkeiten geschaffen hat, diese aber von der ersten abhängig sind.

Deshalb könnte man sich hier fragen: »Welche Lebensgebiete habe ich mir bewusst oder unbewusst ausgesucht, um einen Ausgleich in meinem Persönlichkeitssystem herzustellen?«

Und: »Könnte ich mir weitere Kompensationsmöglichkeiten erschließen?«

Friedrich M. z.B. kompensiert seinen gehemmten Eigenwert auf der Nahrungsebene, indem er seine Umgebung immer wieder darüber in Staunen versetzt, welche Mengen er essen kann, auf seinem beruflichen Spezialgebiet, wo er der Meinung ist, dass er eine unersetzliche Koryphäe ist, sowie auf der sportlichen Ebene, wo er beim Fußballspielen mit geschickten Körpertäuschungen seine Gegner wie Slalomstangen stehen lässt.

Joachim O. hingegen hat sich die Bildungsebene als Hauptkompensationsfeld ausgesucht, er stabilisiert sich daran, sämtliche Klassiker der Weltliteratur gelesen und – wie er meint – verstanden zu haben, in klassischer Musik bewandert zu sein, über Wein exzellent Bescheid zu wissen sowie daran, eine bessere Kinderstube genossen zu haben als der Großteil der Bevölkerung. Günstig ist es, wenigstens drei oder vier brauchbare Kompensationsmöglichkeiten zu haben. Je mehr bzw. bessere Kompensationsmöglichkeiten sich jemand kreiert, desto stabiler ist sein Persönlichkeitssystem in der Kollektivneurose, desto leichter kann er einen Schicksalsschlag verkraften oder eine Situation, in der ein Ausgleich wegfällt.

Noch resistenter wäre man natürlich, wenn man sein Persönlichkeitssystem dadurch stabilisieren könnte, dass man Anlagen und Fähigkeiten im Sinne der ersten Natur ausbildet und einsetzt. Man spricht in einem solchen Fall von einer intrinsischen Motivation, das heißt, der betreffende Mensch ist von innen her, aus eigenem Antrieb an einem Lebensgebiet, an einer Sache oder an einer wissenschaftlichen Disziplin interessiert – also unabhängig davon, ob ihn jemand dafür belohnt oder anerkennt. Er legt keinen Wert darauf, andere in die Hemmung zu bringen oder in anderen Neid zu erzeugen, er »zieht einfach sein Ding durch«, er lebt nach seinen ureigenen Maßstäben, in Einklang mit seinen innersten Überzeugungen. All das, was er auslebt und verwirklicht, stärkt sein Selbst und erzeugt in ihm Hochgefühle.

Halten wir fest: Beides, sowohl die Kompensation innerhalb der Kollektivneurose als auch das reale Ausleben einer Anlage, stärkt und bestätigt die Persönlichkeit, hält sie im Gleichgewicht bzw. stellt dieses wieder her.

Für welche Methode man sich entscheidet, ist abhängig von der individuellen Persönlichkeitsstruktur, vom eigenen Entwicklungsstand und der biografischen Situation.

Checkliste: Meine Kompensationsflächen erster Ordnung
(=Hauptkompensationsflächen) sind:

(Lesen) Liebe, Reisen.

Meine Kompensationsflächen zweiter Ordnung sind:

Lesen

Wie könnte ich mir neue Kompensationsmöglichkeiten erschließen?

Indem ich auf meine Interessen "höre"
meine ernsten Vorlieben ausrede, ob sie
wirklich für mich bestimmt sind

Auf folgenden Gebieten habe ich mich bereits verwirklicht
und deshalb dort dauerhafte Zufriedenheit erreicht:

Auslandsreisen, Weiterbildung

Auf welchen Gebieten liegt noch Verwirklichungspotential
verborgen?

den Beruf zu wählen, mit dem ich
mich identifizieren kann,
Persönlichkeit Entfaltung führt zur Erkenntnis

»Gestaltet jemand sein Leben nicht selbst,
tut dies sein Unbewusstes.
Letzteres wird schöpferisch, indem es das verdrängte und
nicht verwirklichte Material gestaltet bzw. es in Form von
Symbolen am Leib und am Schicksal abbildet
(= Krankheit und negatives Schicksal).«

Ich integriere

Das Verdrängte einer Anlage ist, was man an sich selber nicht wahrhaben will bzw. was den Gegenpol zur eigenen Position ausmacht. Es wird auch als Schatten bezeichnet. Um diesen in seine Persönlichkeit zu integrieren, genügt es nicht, wie viele annehmen, einfach nur den anderen Pol anzuschauen, um sich selbst darin zu erkennen.

Das bloße Eingestehen, dass man, wie der Aggressor in der Außenwelt, Aggressionen in sich trägt, dass man wie sein unordentlicher Partner, ebenso zur Schlamperei neigt, dass auch Hass und Wut im eigenen Unbewussten schwelen, ist nur der erste Schritt zur Schattenintegration. Folgt dem kein zweiter, so ist jedes Bemühen und jede Therapie, die sich in dem bloßen Bewusstmachen und Erkennen des Schattens erschöpft, vergleichbar mit einer Fahrt in einer Geisterbahn. Eine solche Fahrt ist für manchen sehr gruselig, denn es begegnen einem Furcht erregende Gestalten, Hexen, Dämonen, Vampire, Gespenster, der Tod usw., aber die Wirkung ist nicht besonders effizient. Im Gegenteil! Viele werden sogar süchtig darauf und wollen immer wieder Geisterbahn fahren bzw. in die Therapiestunde gehen. Dabei reden sich die Betreffenden ein, dass sie einen knallharten Weg gehen, nämlich den Weg, auf dem man seinen Schattenanteilen begegnet. Auf diesem Weg werden dann ständig Bilder vor dem geistigen Auge eingeblendet, die es zu integrieren gilt: der Lügner, der Wüstling, die Hure, der Dieb, der Messerstecher, der grausame Herrscher, der Henker . . .

Die Betreffenden schauen dann diese Bilder und Szenarien an und sagen: »Ich muss da durch – so hart es auch sein mag.« Doch nachher, wenn sie wirklich *durch* sind und ihre Fahrt in der Geisterbahn oder ihre Therapiestunde beendet ist, bleibt in ihrem Leben alles beim Alten.

Deshalb ist es wichtig, die zweite Stufe der Schattenintegration zu nehmen, das wäre den Schatten zu analysieren, sowie die dritte, nämlich sich vorzustellen, wie die Anlage in der realen Form aussehen würde. Es muss einem klar werden, dass der Schatten die verzerrte, pervertierte Form einer Anlage darstellt und nur integriert werden kann, wenn man das Gesundheitsbild dieser Anlage kennt.

Die vierte Stufe der Schattenintegration heißt schließlich: *Gehen des Weges zum Gesundheitsbild,* also Ausbildung der Anlage in ihrer natürlichen Form. Dabei ist die Taktik der kleinen Schritte anzuwenden. Viele versuchen erst gar nicht, den Weg zu einer Anlage zu beschreiten, weil sie sofort das Ziel erreichen oder sofort perfekt sein wollen. Die Reise zu einem entfernten Ort aber beginnt immer mit dem ersten Schritt. So muss z.B. der bisher Unselbstständige zuerst versuchen, kleinere Aufgaben selbständig zu erledigen, ehe er sich an größere Unternehmungen heranwagen kann. Jedes kleine Erfolgserlebnis schenkt dem Einzelnen die Kraft, weiterzuschreiten, seine Anlage mehr wachsen zu lassen. Die Lebensqualität der Anlage erhöht sich proportional zu den Schritten, die man zu gehen imstande ist und nicht nur die Lebensqualität, sondern auch die Resistenz der Anlage gegenüber pathogenen Erregern auf der Körper- und Schicksalsebene.

Es werden andere Affinitäten geschaffen. Das Leben wird zu einem Abenteuer – spannend, interessant und voller Intensität. Die bisherigen Surrogate für ein wirkliches Leben verlieren gleichzeitig an Anziehungskraft. Man will selbst leben und nicht mehr über Krimis, Western- und Liebesromane.

Zusammenfassung:
Die vier Stufen der Schattenintegration:
1. Bewusstwerden des Schattens
2. Analyse des Schattens
3. Vorstellung der realen Form einer Anlage; Entwerfen eines Gesundheitsbildes
4. Einüben der Fähigkeit im täglichen Leben (Ausbildung der Anlage in ihrer urprünglichen, von der Natur vorgesehenen Form)

*» Verbrauchen der Lebensenergie und falscher
Energieeinsatz forcieren den Alterungsprozess.
Energie richtig zu investieren und zu kanalisieren
hingegen hält jung.«*

Ich tausche aus

Der Anti-Aging-Trainer übernimmt – bildlich gesprochen –
die Regierungsgeschäfte in seinem psychischen Land. Als Regierungschef ist es wichtig zu wissen, was dort vorgeht. Es
heißt, Unzufriedenheit und Frustration von Persönlichkeits-
anteilen aufzuspüren, um bereits im Vorfeld Rebellionen und
Aufstände verhindern zu können. Der Regierungschef muss
entscheiden, welche Prioritäten gesetzt, welche Energiein-
vestitionen getätigt, wie die Kräfte eingeteilt werden, welcher
Zeitplan verwirklicht wird, damit für jede Anlage so viel
Energie und Zeit zur Verfügung steht, dass keine zu kurz
kommt und darben muss.

Ferner muss der Regierungschef darauf drängen, Rück-
meldungen von den verschiedenen Ressortleitern (Ministern)
darüber zu erhalten, wie es z.B. auf dem Gebiet der Finanzen,
der Information, der Partnerschaft, der Freiheit und Freizeit
aussieht. Was wurde auf den einzelnen Lebensgebieten geleistet und erreicht? Wie ist es um den Energiehaushalt und
die Frequenz der Anlagen bestellt?

Der Regierungschef muss einen Überblick über Energie-
gewinne und -verluste bekommen, muss Bilanz ziehen, muss
darauf achten, dass sein Land nicht in die roten Zahlen
kommt. Er muss vernetzt denken können, weil er sonst die
Auswirkungen seiner Gesetze, seiner Verordnungen und
Maßnahmen in dem komplexen psychischen Land nicht erfassen kann.

Ein guter Regierungschef behält immer die Ruhe. Er gerät nicht in Panik, wenn ein Persönlichkeitsanteil Misserfolg verzeichnet oder negatives Schicksal anzieht. Er versucht durch geschickte Strategien innerhalb des vernetzten Persönlichkeitssystems die Weichen derart zu stellen, dass die Frequenz dieses Persönlichkeitsanteils erhöht und damit wieder eine Resistenz gegenüber ungünstigem Schicksal erreicht wird.

Oft bleibt ihm nichts anderes übrig, als von der Interventionsmöglichkeit »Austauschen« Gebrauch zu machen.

Am besten ist es, all das, was einem nicht behagt und ungute Gefühle auslöst, auszutauschen gegen etwas, mit dem man sich wohl fühlt, was eine gute Stimmung erzeugt bzw. mehr Liebe, mehr Glück, mehr Freiheit, oder auch mehr Geld einbringt. Das Richtmaß für einen solchen Austausch ist die eigene Identität. Dabei sollte man sich in Erinnerung rufen: Das Finden und Verwirklichen der eigenen Identität bedeutet positives, Selbstverleugnung negatives Schicksal. Es gilt also, so lange in seinem Leben geeignete Austauschmaßnahmen durchzuführen, bis alles, was einen umgibt, stimmig ist mit dem, was innen an Substanz, Gefühlen und Ideen vorhanden ist.

Das bedeutet, dass man etwa
- ein Geldinstitut, mit dem man nur Ärger hat, durch ein anderes ersetzt,
- Freunde, die einem nicht gut tun, gegen besser passende austauscht,
- eine schlechte Wohnung durch eine bessere ersetzt,
- einen belastende und stressige Arbeit gegen eine austauscht, die Freude macht und den eigenen Anlagen entspricht.

Allerdings kann ein solcher Austausch nur klappen, wenn die innere Disposition für ein negatives Schicksal gelöscht und eine Entwicklung der Anlage vollzogen wurde. Ist dies nicht geschehen, besteht die Gefahr, dass man dasselbe in Grün anzieht oder gar vom Regen in die Traufe kommt. Viele glauben: Wenn erst die entsprechenden Lernprozesse absolviert sind, ergibt sich alles wie von allein. Die Erfahrung zeigt jedoch, dass man nicht darum herumkommt, selbst aktiv zu werden.

»Eine der besten Methoden,
um das eigene Leben zu verlängern,
besteht darin,
die Lebensverkürzer wegzulassen.«

Ich lasse weg

Der Anti-Aging-Trainer vermeidet vor allen Dingen so genannte Zeiträuber. Diese zeichnen sich dadurch aus, dass sie
unser Leben so behindern, dass man kaum zu etwas wirklich
Konstruktivem bzw. zu positiven Ergebnissen kommt. Mehr
noch: Sie machen echtes Wohlergehen und Glück unmöglich.

Wer damit aufhört, täglich stundenlang in die Glotze zu
gucken, das Rasenmähen und Heckenschneiden sowie seine
Autofahrten auf ein Minimum reduziert, hat schon einiges
getan, um Energie freizusetzen und damit seinem Leben neue
Impulse zu geben.

Man ist gut beraten, wenn man die ausschlaggebenden
Aspekte seines Lebens – inklusive der Strukturierung der eigenen Zeit – unter die Lupe nimmt.

Was kann man alles weglassen?

Angefangen mit dem eigenen Fehlverhalten wie Festhalten
an den verschiedensten Süchten bis hin zu unpassender Kleidung oder Gerümpel im Keller ist die Palette groß.

Hierbei können folgende Fragen hilfreich sein: Was hat mir
dieses Verhalten oder diese Tätigkeit bisher eingebracht? Wie
sieht dabei die Ernte aus? Bin ich dadurch persönlich weiter-
gekommen? Haben andere Menschen dadurch Freude erlebt? Bin ich dadurch beruflich oder als Mensch erfolgreicher
geworden? Wurde mein Leben dadurch bereichert oder
freudvoller?

Hier eine Übersicht von verschiedenen Möglichkeiten, mehr Lebenszeit zu gewinnen:

Um Lebenszeit zu gewinnen, könnte man:

- sich bewusst machen, was reales Leben und was Scheinleben ist
- sich der eigenen Schwächen bewusst werden (dadurch entfällt die Notwendigkeit des symbolischen Ausagierens)
- sich der eigenen Zeiträuber bewusst werden und diese weglassen
- die eigene Identität entdecken und verwirklichen
- den richtigen Partner, die richtige Wohnung und den richtigen Beruf wählen
- sich auf das Wesentliche konzentrieren
- alle direkten und indirekten Lebensverkürzer weglassen
- nachdenken (Goethe: Eine gute Idee spart 1000 Hände)
- bewusst aus der Bipolarität aussteigen (Unterdrücker und Unterdrückter, Madonna und Hure, Betrüger und Betrogener usw.)
- die eigenen Kräfte richtig kanalisieren, das heißt seine Energien von der Hemmung und Kompensation auf die erwachsene Ebene bringen
- die Realität annehmen, sich von allen Ideologien und Illusionen trennen
- sich der Subjektivität von innerseelischen Spannungen und Konflikten bewusst werden (dadurch fällt das Bedürfnis weg, dauernd kämpfen zu müssen)

Wir sprachen oben davon, wie wichtig es ist, zwischen Leben und Scheinleben zu unterscheiden. Wie lässt sich beides definieren? Leben bedeutet, seine Anlagen zu entfalten, sein eigenes Selbst zu verwirklichen, seelisch-geistig zu wachsen, seine Energien konstruktiv einzusetzen, zu lernen ... Leben heißt, alles so weit wie möglich selbst zu leben und zu erleben

– die Liebe, die Freundschaften, den Sport, die Abenteuer, die Forschung, den Erfolg, die Highlights . . .

Scheinleben hingegen hat zu tun mit Abwehr- und Anpassungsmechanismen, also mit Projektionen der eigenen Anlagen auf Menschen im eigenen Umfeld bzw. auf Stars der Sport-, Fernseh- und Filmszene oder auf den eigenen Körper (Somatisierung), mit Streben nach Ersatz (Surrogatkultur), mit dem Erfüllen vorgegebener Normen und Ideale.

Wer ein Scheinleben gelebt hat, kann als alter Mensch kaum über etwas erzählen, das er selbst erlebt hat, sondern nur berichten, wer z.B. 1954 bei der Fußballweltmeisterschaft Gegner der deutschen Nationalelf war, welche Filme er gesehen hat (vielleicht »Ben Hur«, »Dr. Schiwago«, »Vom Winde verweht«, »Ruf der Wildgänse«, »Die Geierwally« usw.) oder welche Romanhelden er früher bewundert hat.

Der Anti-Aging-Trainer ist ein Experte in der Kunst, **den Jahren mehr Leben zu geben.** Er versteht sich auf das Reduzieren von Scheinleben. Saß er etwa bisher – so wie es durchschnittlich praktiziert wird – drei Stunden am Tag vor der Flimmerkiste, rechnet er sich möglicherweise aus, wie viel nicht selbst gelebte und erlebte Zeit das bedeutet, und zwar in einem Jahr, in 10 Jahren und in 50 Jahren. Die Ergebnisse sollten uns nachdenklich stimmen: 365 x 3 Std. = 1.095 Std. x 10 = 10.950 Std. oder 1.095 Std. x 50 = 54.750 Std. 54.750 Std. : 12 = 4.562 Tage. Er würde also – wenn er seinen TV-Konsum nicht einschränkte – volle 4.562 Tage allabendlich von 8 Uhr früh bis 20 Uhr vor der Röhre hocken. Umgekehrt kann man aber auch sagen: Jemand, der primär selbst lebt, hat unter Umständen bereits mit 30 Jahren schon mehr gelebt als ein 80-Jähriger, der sich am üblichen Lebensvergeudungsprogramm orientiert.

Ich ergänze

Hier überlegt sich der Anti-Aging-Trainer, auf welche Weise er neue Größen in das eigene Persönlichkeitssystem und in dessen äußeren Bezugsrahmen einführen könnte. Oft ist es so, dass man sich, wenn man etwas zum eigenen System dazugenommen hat, nach einiger Zeit gar nicht mehr vorstellen kann, wie man vorher ohne dieses auskommen konnte.

Wer sich etwa zusätzlich zur bestehenden noch eine neue Einkommensquelle erschlossen hat, kann sich häufig nicht mehr vorstellen, wie er vorher mit seinem Geld zurechtkam.

Wer einen Sichtschutz auf seiner Terrasse installiert hat, möchte gewöhnlich nie mehr mit dem früheren Zustand tauschen.

So ist es immer und überall: Wer etwas dazugewonnen hat, z.B. eine Geliebte oder einen Geliebten, einen neuen Freundeskreis oder vielleicht auch eine Ferienwohnung, hat sein Leben bereichert, hat sich erweitert und damit auch seine Möglichkeiten, Glück und Erfüllung zu finden, potenziert. Durch eine Ergänzung entsteht eine völlig neue Stimmungslage, somit verändern sich oft auch die bisherigen Bezugspunkte. Eine Ergänzung kann sogar eine heilende Funktion haben, insbesondere dann, wenn dadurch bislang unterdrückte elementare Bedürfnisse gestillt werden können.

Die Chancen im neuen Jahrtausend

*»Die Menschen sterben lieber,
als dass sie nachdenken.«
(L. Tolstoi)*

For ever young and
beautiful

Der amerikanische Philosoph Prentice Mulford schreibt in seinem Buch »Unfug des Lebens und des Sterbens«: »Wir glauben, dass die Unsterblichkeit im Fleische möglich ist, d. h., dass ein Körper so lange behalten werden kann, wie der Geist ihn zu gebrauchen wünscht, und dass ferner dieser Körper statt im Laufe der Zeiten zu verfallen, sich in einer erneuten Jugend zu regenerieren vermag. Wir glauben, dass die Mythen der Kulturvölker, die von ›Unsterblichen‹, das heißt von Wesen handeln, die über höhere Kräfte als das Geschlecht der ›Sterblichen‹ gebieten, auf irgendeinem wahren Kern beruhen. Diese neuen Möglichkeiten einer Unsterblichkeit im Fleische fließen aus dem Gesetz, dass jedem inbrünstigen, unverrückbaren und dauernden Wunsch der Menschheit irgendwann Erfüllung werden muss.

Der Schrei nach Leben schwillt aus der Dumpfheit an, in dem Maße, wie die Massen die hohen und feinen Freuden und Erkenntniswerte des Daseins kennen lernen, in dem Maße, wie die Menschen für die Vielfalt ihrer Ziele das Leben als viel zu kurz empfinden.«

An anderer Stelle meint Mulford: «Mit Hohn die Vorstellung von sich zu weisen, dass der Leib durch immer erneute Umwandlungsprozesse dauernd erhalten werden kann, heißt eine Türe zum Leben zu verschließen und das Tor des Todes freiwillig weit aufzureißen. Wer an dem Irrwahne festhält, die

Menschheit müsse – wie bisher, so auch in alle Ewigkeit – ihren Körper verlieren und ohne Macht bleiben, Krankheit und Verfall zu verhindern, der setzt seinen Glauben der Tatsache entgegen, dass auf dieser Erde alle Dinge ein Vorwärtsschreiten zu größerer Feinheit, höherer Macht, kühneren Möglichkeiten sind!

Ein verjüngter, verschönerter, ein blühender Leib bedeutet eine Seele, die glänzt von neuen Ideen, Hoffnungen, Plänen, Zielen und auffliegendem Verlangen. Das ewige Leben ist nicht der halbe Tod des reifen Alters.

Doch so sehr herrscht in dieser Gesellschaft der Glaube an Schwachheit und Verfall vor, dass sie die Weisheit allegorisch nicht anders darzustellen weiß als in der Gestalt eines Greises, grau, kahl, auf einen Stab gestützt! Also eine Weisheit, die nicht einmal sich selbst vor dem Verfall zu bewahren versteht.«

Im Grunde genommen ist alles noch viel schlimmer als Prentice Mulford dies beschreibt, denn es besteht häufig nicht nur der Glaube an Schwachheit und Verfall, sondern sogar eine massive Abwehr gegenüber dem Anspruch, länger leben und dabei fit und gesund bleiben zu wollen, gegenüber einer etwaigen Verjüngung oder gar gegenüber einer Todesprophylaxe. Nicht wenige werden sogar erstaunlicherweise böse über solche Vorstellungen und Wünsche. Wer solche äußert, muss sich häufig anhören: »Hast du etwa Angst vor dem Tod? Dann wird es höchste Zeit, dass du dich mal damit auseinander setzt! Du musst lernen, den Tod als unumgängliches Schicksal zu akzeptieren und anzunehmen!« Doch die Angst vor dem Tod ist jedem Lebewesen von der Natur einprogrammiert und insofern nicht etwas, dessen man sich schämen müsste. Man kann zwar die Angst vor dem Tod mittels Selbstsuggestionen oder Ideologien verdrängen, aber damit ist sie nicht gänzlich ausgelöscht. Im Gegenteil! Sie kehrt unweigerlich in Form von Abwehr- oder Beschwichtigungsritualen zurück, manchmal taucht sie auch als nekrophile

Geisteshaltung wieder auf. Außerdem: Welch freudloses und langweiliges Leben muss ein Mensch führen, wenn er den Tod nicht fürchtet?

Dem Sterben und der Verwesung haftet etwas Unheimliches, Gruseliges, häufig auch Unästhetisches an. Manch einer fragt sich daher ernsthaft, ob sich die Macht des Todes nicht irgendwie brechen ließe, und macht sich Gedanken darüber, wie man dem »Sensenmann« ein Schnippchen schlagen bzw. ihm von der Schippe springen kann.

Jeder, der schon einmal einen geliebten Menschen durch den Tod verloren hat, weiß, wie schmerzhaft ein solches Ereignis sein kann. Er muss damit fertig werden, dass dieser nie mehr zur Tür hereinkommen wird, dass er für immer und ewig aus dem eigenen Leben verschwunden ist, dass ein Come-back für alle Zeiten ausgeschlossen ist.

Normalerweise müsste ein großer Teil der Menschheit Tag und Nacht daran arbeiten, um dem Tod, diesem unheimlichen Gesellen, seinen Schrecken zu nehmen.

Es ist erstaunlich, wieso sich die Reichen dieser Welt, z.B. die Stars aus der Sport-, Film- und Musikbranche, so wenig für die Anti-Aging-Forschung interessieren bzw. darin investieren, da doch auch keiner von ihnen irgendetwas auf seine letzte Reise mitnehmen kann. Der amerikanische Multimillionär Quarks stellt hierbei eine der wenigen Ausnahmen dar.

Durch die jüngsten Erfolge der Molekular- und Mikrobiologie scheint sich allmählich ein Umdenken anzubahnen. Die ersten Warner haben sich allerdings auch schon zu Wort gemeldet. Sie geben zu bedenken: Wenn Menschen einmal 450 Jahre alt werden könnten, hätte dies womöglich zur Folge, dass sich ein großer Teil von ihnen aus Angst, durch Unfälle oder Gewaltakte ums Leben zu kommen, kaum noch auf die Straße wagt. Die Menschen würden sich dann immer mehr in ihre Häuser und Wohnungen einsperren, ein Phänomen, das Faith Popcorn in ihrem Report als Cocooning bezeichnet.

Eins ist irgendwie paradox: Jetzt, wo wir durchschnittlich nur ein Alter von ca. 75 Jahren erreichen, steigen wir relativ angstfrei aufs Motorrad, ins Auto oder Flugzeug – wenn es uns aber möglich wäre, extrem alt zu werden, hätten wir plötzlich viel größere Ängste. Eigentlich müssten wir doch angesichts unserer recht kurzen Lebensspanne noch viel mehr darauf bedacht sein, dass wir jeden Tag, jede Stunde, ja jede Minute ganz besonders vorsichtig sind und unser Leben nie unnötig aufs Spiel setzen, denn je knapper unsere Lebenszeit bemessen ist, desto mehr sollten wir unser Leben eigentlich schätzen und desto intensiver sollten wir es leben.

Ist es nicht tragisch, dass man ausgerechnet dann von dieser Welt abtreten muss, wenn man die Lektionen des Lebens gelernt hat, wenn man richtig »durchblickt«, wenn man erkannt hat, nach welchen Mechanismen und Gesetzmäßigkeiten unser Leben abläuft? Wenn man endlich begriffen hat, wie das andere Geschlecht »tickt« und wie man sich aufgrund dessen eine glückliche Partnerschaft aufbauen kann sowie genügend Erfahrungen gesammelt hat, um im Leben erfolgreich zu sein und um Fehler vermeiden zu können, wenn man zu guter Letzt über die finanziellen Mittel verfügt, um z.B. spektakuläre Projekte verwirklichen zu können. Hätte man mehr Zeit, könnte man auch neue Erfahrungen mit neuen Lebenspartnern sammeln, könnte ein interessantes Studium beginnen, eine ganz andere Berufslaufbahn einschlagen. Selbstverständlich gibt es auch Menschen, die mit einer erweiterten Lebenszeit nichts anzufangen wüssten. Doch dies darf kein Argument dafür sein, die Forschungen auf dem Gebiet der Verjüngung und der Lebensverlängerung nicht mit Hochdruck voranzutreiben.

Psycho-Anti-Aging möchte zweierlei: Zum einen mithelfen, dass der Einzelne länger fit bleibt und einem vorzeitigen Tod entgeht, zum anderen Möglichkeiten eröffnen, um die gewonnene Lebenszeit freudvoll und konstruktiv zu nutzen.

Anhang

Fähigkeiten des Menschen

Durchsetzungsfähigkeit
Selbsthauptung
Entfaltung der eigenen Triebe

Abgrenzungs- und Genussfähigkeit
Fähigkeiten, ökonomisch zu denken
Fähigkeit, sich abzusichern
Fähigkeit, einen realen Eigenwert zu entwickeln

Kommunikationsfähigkeit
Fähigkeit, mit Technik umzugehen
Fähigkeit, sich einen eigenen Aktionsradius zu schaffen
Fähigkeit, sich frei zu bewegen

Fähigkeit, Zärtlichkeit zu schenken und zu empfangen
Fähigkeit, Geborgenheit zu schaffen und zu vermitteln
Fähigkeit zu fühlen
Fähigkeit, sich in andere einzufühlen
Fähigkeit, die Stimme des Lebens zu hören
Fähigkeit, seine eigene Identität zu entdecken

Fähigkeit zur Selbstständigkeit
Fähigkeit, schöpferisch zu sein
Fähigkeit zum natürlichen Umgang mit Sexualität
Orgasmusfähigkeit
Handlungsfähigkeit
Managementfähigkeiten
Fähigkeit, unternehmerisch zu handeln

Wahrnehmungs- und Beobachtungsfähigkeit
Fähigkeit, analytisch zu denken

Kritikfähigkeit
Fähigkeit, Gefühle zu zeigen
Anpassungsfähigkeit
Fähigkeit, sein Wesen in seiner Arbeit auszudrücken
Reinlichkeit

Kontaktfähigkeit
Partner- und Begegnungsfähigkeit
Friedensfähigkeit
erotische Fähigkeiten
Fähigkeit, einen eigenen Geschmack zu entwickeln und
auszudrücken
Fähigkeit zur Assoziation

Beziehungsfähigkeit
Fähigkeit, sich zu binden
Fähigkeit, Pläne und Konzepte zu entwickeln
Fähigkeit, sich eine eigene Meinung zu bilden
Fähigkeit, eigene Vorstellungen zu entwickeln
Fähigkeit, den eigenen Weg zu gehen
Fähigkeit, Macht über sich selbst zu gewinnen
Fähigkeit, ein eigenes Lebensprogramm zu entwerfen und
    danach zu leben

Fähigkeit zur Toleranz
Einsichtsfähigkeit
Fähigkeit zur eigenen Sinnfindung
Fähigkeit, eine eigene Weltanschauung und Lebensphiloso-
    phie zu entwickeln
Fähigkeit zur ständigen Weiterbildung
Fähigkeit, sich selbst zu fördern und zu beglücken

Fähigkeit, die eigenen Rechte zu entdecken und durchzuset-
    zen
Fähigkeit, Verantwortung zu übernehmen

Fähigkeit, eigene Ziele zu entwickeln
Fähigkeit, nach den Lebensgesetzen zu leben
Fähigkeit, seine Berufung wahrzunehmen

Fähigkeit, sich zu emanzipieren und zu befreien
Fähigkeit zur Unabhängigkeit
Fähigkeit, seine Freizeit zu gestalten
Fähigkeit zur Mitbestimmung
Fähigkeit, für Abwechslung zu sorgen
Fähigkeit zur Antizipation

Fähigkeit, Phantasie zu entwickeln
Fähigkeit, Überkommenes aufzulösen
Fähigkeit, Alternativen zu entwickeln
Fähigkeit, Verantwortung zu praktizieren
Fähigkeit, Hintergründe aufzudecken, zu entlarven

Begriffserklärungen

Über-Ich:
Der Maßstab von Gut und Böse ist identisch mit dem erlernten Gewissen bzw. mit dem Über-Ich. Das Über-Ich ist die durch Kindheitseindrücke, Erziehungseinflüsse und sonstige Umwelteinflüsse erworbene psychische Instanz. Es entsteht durch Introjizierung von Normen, Vorschriften, Geboten und Verboten der Umwelt in die seelische Welt. Dabei spielt es keine Rolle, ob die entsprechenden Normen oder Tabus ausgesprochen werden oder unausgesprochen bleiben. Dieses ins Innere aufgenommene Kontrollsystem, das dem Individuum von seinen Eltern und anderen erwachsenen Autoritätspersonen eingepflanzt wurde, verlangt Gehorsam.

Gesetz der Affinität:
Dieses Schicksalsgesetz besagt, dass eine Verwandtschaft, eine Entsprechung besteht zwischen der Innenwelt und der Außenwelt, dass das, was uns außen begegnet, auch in uns wohnt, dass die äußeren Symbole, die uns umgeben, Widerspiegelungen unseres Innenlebens sind.

Gesetz der Wiederkehr des Verdrängten:
Durch Verdrängung werden Inhalte, nicht einfach aus dem Seelenleben gelöscht, sondern ruhen dort latent

und kehren eines Tages wieder. Sie werden unbewusst auf andere Personen sowie auf materielle Gegenstände, die das verdrängte Potential symbolisieren, projiziert.

Kollektivneurose (2. Natur):
Die dem Menschen aufgepfropfte Natur. Das Wesen der Kollektivneurose besteht darin, dass die menschlichen Anlagen und Fähigkeiten in ihrer Entwicklung durch Normen gehemmt werden. Aufgrund dieser Blockierung der Anlagen kommt es zu den so genannten Abwehr- und Anpassungsmechanismen, die summa summarum die 2. Natur bilden. Der Einzelne strebt nicht mehr danach, seine Anlagen und Fähigkeiten zu entwickeln, sondern nur noch nach Ersatz (Surrogatkultur).

Wahre Natur (1. Natur):
Die unter dem künstlichen Überbau der 2. Natur verborgene, wirkliche Natur des Menschen. Wem es gelingt, die von der Natur angelegten Talente und Fähigkeiten zu entfalten, bringt seine Energien in freien Fluss und betreibt dadurch aktive Schicksalsprophylaxe.

Verbraucher:
Eine Anlage nicht zur Verfügung zu haben, ist mit negativem Schicksal verbunden. Wer seine Geschicke nicht in die Hand nimmt, wird gelebt. Weil man sein Selbst nicht verwirklichen kann, wendet sich die Energie gegen einen selbst. Die ständigen Reaktionen auf dieses fremd-

bestimmte Schicksal – Ärger, Frustration, Stress, Wut, Ohnmacht, Schuldgefühle, Angst, Sorgen und Verdruss machen krank und alt. Ein Mensch, der so leben muss, verbraucht sich. Er wird zum so genannten »Verbraucher«, d. h., er baut seine Energie nicht auf, sondern ab. Je mehr er sein Naturpotential verbraucht, desto schneller altert er.

Elternrollenspieler: Der Elternrollenspieler tut so, als ob er den Normen und Idealen der Kultur- und Zeitepoche entsprechen könnte. Er fühlt sich den Kindrollenspielern überlegen, er belehrt, maßregelt, kontrolliert und straft.

Kindrollenspieler: Der Kindrollenspieler lässt sich von den Normen und Idealen der Kultur- und Zeitepoche hemmen. Er wiederholt das Rollenverhalten, das er früher bei seinen Eltern zeigte auf einer neuen Ebene. Er lässt sich indoktrinieren, maßregeln, kontrollieren und strafen.

Schmetterlings-symbol: Der Schmetterling ist ein Symboltier in vielen Kulturen, das besonders für Wandlungsfähigkeit und Schönheit steht. »Das Wunder der ineinander übergehenden Erscheinungszustände, dieses Wunder der Verwandlung von träger Raupe, dumpfer Larve in den zartschönen Schmetterling hat den Menschen tief angerührt, ist ihm zum Gleichnis eigener seelischer Wandlung geworden und hat ihm die Hoffnung geschenkt, einst aus der Erdverhaftetheit ins Licht ewiger Lüfte zu steigen.« (E. Aeppli) Der »Schmetterling« hat sich aus der komplementären Verstrickung zwischen Eltern- und Kindrollenspielern gelöst. Ihm liegt weder daran, andere fremdzubestimmen noch lässt er sich selbst fremdbestimmen. Er lebt frei nach den Gesetzen des Lebens. Sein Grundsatz lautet: Gut ist, was dem Leben dient, schlecht ist, was dem Leben zuwiderläuft.

Bibliografie

Hayflick, Leonard: Auf ewig jung, Köln 1996

Aggrey, James: The Parable of the Eagle, New York 1960

Morris, Desmond: Der Mensch, mit dem wir leben, München 1985

Totman, Richard: Was uns krank macht, München 1982

Lowen, Alexander: Bio-Energetik, München 1979

Goffmann, E. Stigma, Frankfurt 1977

Vester, Frederic: Unsere Welt – ein vernetztes System, Stuttgart 1978

Meyer, Hermann: Jeder bekommt den Partner, den er verdient, München 1997
Die eigene Identität, München 1999

Mulford, Prentice: Der Unfug des Lebens und des Sterbens, Stuttgart 1973

Tischler, Wolfgang: Einführung in die Ökologie, Stuttgart 1984

Anti-Aging-Club

Vor kurzem wurde von Hermann Meyer in München der Anti-Aging-Club ins Leben gerufen. In diesem Club arbeiten fachübergreifend Mediziner, Molekularbiologen, Ernährungsberater und Psychologen zusammen. Neben monatlichen Club-Treffen und einer Ausbildung zum Anti-Aging-Trainer werden die jeweils neuesten Informationen aus den führenden nationalen und internationalen Forschungslabors angeboten.

Ausbildung zum Anti-Aging-Trainer

Die Ausbildung zum Anti-Aging-Trainer ist für jeden geeignet, der nicht ohnmächtig dem Alterungsprozess ausgeliefert sein will, der erfahren möchte, welche Möglichkeiten bestehen, um jung und gesund zu bleiben. Jeder Teilnehmer erhält vor allen Dingen das Rüstzeug, um sich selber und anderen wirksam helfen zu können (Hilfe zur Selbsthilfe).

Kompetente Referenten vermitteln das hierfür notwendige Wissen in den Fächern Medizin, Toxikologie, Molekularbiologie, Psychologie, »Psycho-Anti-Aging«, Psychosomatik, Ernährung, Fitness und Wellness.

Die Ausbildung gliedert sich in 4 Semester mit jeweils 5 Wochenenden (pro Monat 1 Wochenende). Dazwischen sind 2 Ferienseminare eingeschaltet.

Orte der Ausbildung: München, Frankfurt, Wien/Österreich und Luzern/Schweiz.

Ausbildungskosten: mtl. DM 280,– (Ferienkurse DM 650,–)

Die Entscheidung für die zweijährige Ausbildung muss nicht sofort getroffen werden, sondern kann auch erst nach dem dritten Wochenendseminar erfolgen.

Information: Anti-Aging-Club
Leitung: Hermann Meyer
Sendlingerstraße 28
80331 München
Tel.: 089/260 88 96 (9-13 Uhr)
Homepage: www.anti-aging-club.com
E-Mail: Info@anti-aging-club.com

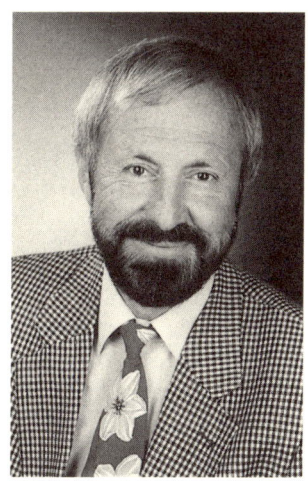

Hermann Meyer, Anti-Aging-Trainer und Schicksalsforscher, ist Leiter des Anti-Aging-Clubs in München und Ausbildungsleiter für die zweijährige Ausbildung zum Anti-Aging-Trainer.

Nach dem Studium der Psychologie und Naturheilkunde in der psychosomatischen Forschung tätig. Jahrelang Vorstandsmitglied von IPSE (Psychosomatisches Forschungszentrum).

Autor der Bücher »Die neue Sinnlichkeit«, »Gesetze des Schicksals«, »Der Tod ist kein Zufall«, »Jeder bekommt den Partner, den er verdient«, »Die eigene Identität« und »Die Lebensschule«.

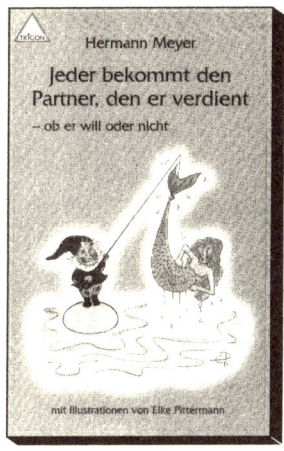

„Selbstverwirklichung oder Erfolg?“

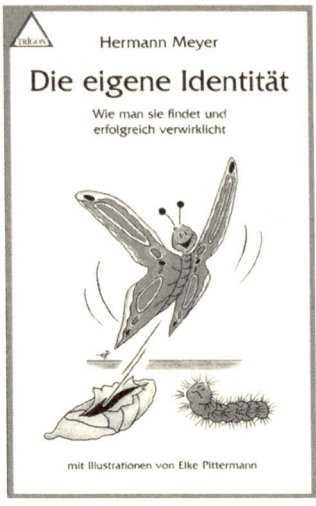

Diese Frage stellen sich viele Menschen angesichts der zunehmend schwieriger werdenden Arbeits-, Verdienst- und Lebensbedingungen. Doch das eine schließt das andere nicht aus. Erst durch das Finden der eigenen Identität ist es möglich, das vorhandene Potential zu erkennen und zu nutzen sowie die richtige Wahl der Wohnung, des Arbeitsplatzes und des Lebenspartners zu treffen. Was dann »erfolgt«, ist kein Zufall mehr, sondern das Ergebnis einer selbst-bewussten Persönlichkeit.

Herrmann Meyer verbindet mit diesem Buch sein profundes Wissen über die Zusammenhänge menschlichen Verhaltens mit den Kenntnissen der Erfolgskybernetik. Er versteht es, in leicht verständlicher Form die vielfältigen Ursachen für Erfolg und Misserfolg näher zu bringen und macht Mut, persönliche Ziele konsequent zu verwirklichen und so auf die Sonnenseite des Lebens zu kommen.

Hermann Meyer: **Die eigene Identität**
220 Seiten, Paperback, DM 29,80
Trigon Verlag, München, ISBN: 3-00-003838-8

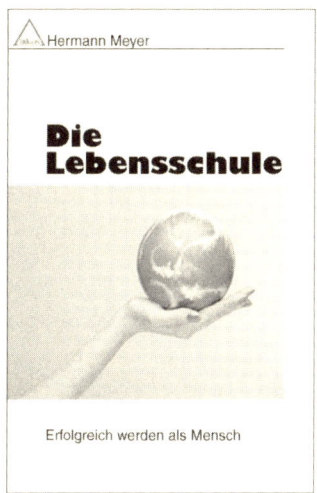

Hermann Meyer

Die Lebensschule

Erfolgreich werden als Mensch

Es wurde bisher völlig übersehen, dass die herkömmliche Schulbildung nur einen Bruchteil der menschlichen Anlagen fördert. All das, was für ein Leben wirklich von großer Wichtigkeit ist, wird ausgespart. Es werden fast ausschließlich Fremdsprachen und mathematische Kenntnisse gefördert, also Fähigkeiten, die in dieser Einseitigkeit für Glück und Erfolg des Individuums und der Gesellschaft kaum ins Gewicht fallen.

Dass es außer diesen von der herkömmlichen Schule geförderten Anlagen auch noch andere Fähigkeiten geben könnte, die für Wohl und Wehe des Einzelnen von viel größerer Bedeutung sind, wird kaum gesehen. Obwohl täglich überall die Unzulänglichkeiten und Unfähigkeiten dieser einseitigen Bildung offensichtlich werden, gab es bisher kaum eine Schule, die die im Menschen von Natur aus angelegten Fähigkeiten zutage fördert. Es sind dies Fähigkeiten, die den Einzelnen mehr Lebensqualität, mehr Glück in Partnerschaft und Beruf erfahren lassen, Fähigkeiten und Kenntnisse, die ihn und seine Mitmenschen bereichern.

Dazu gehören: Medizin – Psychologie – Schicksalskunde – Ernährungskunde – Management und Erfolgskybernetik – Partner- und Beziehungsfähigkeit – Kommunikationsfähigkeit – Wirtschaft und Finanzen – humanes Bauen und Wohnen – Pädagogik – Ökologie – Soziologie.

Hermann Meyer:
Die Lebensschule
Erfolgreich werden als Mensch
ca. 230 Seiten, Paperback, DM 29,80
Trigon Verlag, München, ISBN: 3-00-004745-X